Inhalt

Abkürzungen und Erklärungen:

EL = Eßlöffel
TL = Teelöffel
Msp = Messerspitze
g = Gramm
l = Liter
ml = Milliliter ($^{1}/_{1000}$ l, 1 g)

Falls nicht anders angegeben, sind die Rezepte für 1 Person gedacht.

Bei den *Mixgetränken* können 2 Personen davon profitieren – allerdings ist dieses Getränk auch alleine – über einen längeren Zeitraum hinweg oder anstatt einer Mahlzeit genossen – recht gut zu bewältigen. Falls Sie sehr saure Früchte erwischt haben, können Sie einen Teil des Wassers durch einen Aufguss aus Stevia-Blättern (etwa 1 TL auf $^{1}/_{8}$ l) ersetzen und das Getränk somit auf natürliche Weise süßen. Das schmeckt sehr gut.

Statt des öfter genannten *Tiroler Heilwassers* können Sie natürlich auch ein anderes *gutes Mineralwasser*, reich an Magnesium, Calcium, Mangan, Eisen und Molybdän, nehmen.

Alle unbekannteren *Zutaten, Früchte* oder *Arznei-Substanzen* werden im *Glossar* (siehe Seite 237) eingehend erklärt.

Einleitung

Das Wunderwerk in unserem Kopf

Unser Gehirn besteht aus Milliarden (!) von Nervenzellen. Darin spielt sich alles ab, was unser Leben ausmacht: Liebe, Hoffnung, Angst, Freude, Zorn, Schmerz. Hier entstanden Mozarts Melodien und Einsteins Weltmodelle. Hier flammt Leidenschaft auf. Doch genauso können die Vorgänge in diesen Zellen uns in tiefe Niedergeschlagenheit versinken lassen. Sie speichern unser Wissen und unsere Erinnerungen über Jahre und Jahrzehnte – und sie sorgen dafür, dass es blitzartig zur Verfügung steht, wenn wir dieses Wissen brauchen.

Medizinisch gesehen ist das Gehirn nur ein weiß-grauer Gewebeklumpen, etwa 1100 bis 1500 Gramm schwer, in dem unablässig chemische Reaktionen brodeln und sich elektrische Mini-Gewitter entladen. Diese drei Pfund leisten mehr als ein Riesencomputer. Sind die Vorgänge im Gehirn steuerbar? Der Körper meldet bestimmte Reaktionen mit chemischen Stoffen, den sogenannten Transmittern, dem Gehirn, wo sie vielleicht ein Gefühl des Wohlbefindens oder auch Unbehagen auslösen. Lassen sich diese Botenstoffe beeinflussen? Kann man die elektrischen Ausbrüche – wie bei Epilepsie – kontrollieren? Das ist ein Gebiet der Wissenschaft, das noch ungeheure Entdeckungen bringen wird.

Zunächst jedoch eine ganz schlichte Erkenntnis: Die Milliarden grauer Zellen brauchen Nahrung. Wir können sie betäuben oder abtöten, beispielsweise durch Alkohol. Ohne Essen kann der Körper einige Wochen überleben, ohne

Wasser nur einige Tage. Wird die Versorgung des Gehirns mit Sauerstoff nur für Sekunden unterbrochen, beginnt die Ohnmacht – schon diese Tatsache zeigt, wie empfindlich dieses Organ ist. Im Alter sterben die Zellen dann unaufhaltsam ab. Wirklich unaufhaltsam?

Das führt uns zur nächsten einfachen Überlegung. Wir wissen viel darüber, was dem Gehirn schaden kann. Aber als Alltagsmenschen haben wir zu wenig Ahnung, was dem Gehirn nützt. Wir können es sicherlich trainieren. Das ist wichtig und gehört dazu wie körperliche Übungen für unsere Muskeln. Aber Training allein reicht hier wie dort nicht aus. Der Körper braucht die richtige Ernährung. Das gilt vor allem auch für das Gehirn.

Was können wir also tun, um dem Wunderwerk in unserem Kopf zu helfen, leistungsfähiger zu werden und auch auf Dauer leistungsfähig zu bleiben?

In Amerika wurde die Bedeutung der »Nahrung fürs Gehirn« zuerst erkannt und das ist nun ein Trend, der als *Brain Food* zu uns herüberschwappt. Drüben groß angepriesen, vermittelt Brain Food also Fitness für die grauen Zellen. Gibt es das wirklich? – Ja, ganz sicher!

Aber eine bestimmte Diät allein kann nicht gut für alle sein. Das gilt fürs Abnehmen überflüssiger Pfunde ebenso wie für die Zunahme der Leistungsfähigkeit des Gehirns. Ein Schulkind braucht eine andere Sonderkost fürs Gehirn als kranke oder alte Menschen. Ein Herzkranker muss sich – auch im Hinblick aufs Gehirn – anders ernähren als eine schwangere Frau. Was hilft nun wirklich?

Man bräuchte drei oder vier Fachleute, um darauf eine Antwort zu finden. Zunächst den Neurologen, den Nervenarzt, der den Aufbau des Gehirns, seine Funktionen und seine Krankheiten oder Fehlreaktionen kennt. Wir brauchen aber auch den Pharmakologen, der die komplizierten chemischen Vorgänge im Gehirn und die Auswirkungen beispielsweise von Vitaminen oder Spurenelementen überschauen kann. Und zum Schluss gehört dazu der Rat des Ernährungswissenschaftlers, der nicht Medikamente einsetzt, sondern weiß, welche Bestandteile der Nahrung dem Gehirn helfen, optimal zu funktionieren.

Unser Glücksfall: Dr. med. Leonhard Hochenegg aus Hall in Tirol – geboren 1942 – ist Fachmann auf all diesen Wissensgebieten. Er hat sein Studium mit Pharmakologie begonnen, der Wissenschaft von den Heilmitteln. Und er wurde Facharzt für Psychiatrie und Neurologie, also für Nervenleiden. Zuletzt war er sogar Oberarzt im Landesnervenkrankenhaus in Innsbruck. Aber er wollte nicht immer auf den eingefahrenen Gleisen der Schulmedizin bleiben. So machte er sich selbstständig, um eigene Wege der Heilung zu suchen und zu finden. Er fand sie auch in der Naturheilkunde und in der Ernährung. Und das mit so viel Erfolg, dass man ihn europaweit schon Wunderdoktor nennt ...

Es ist also ein erfahrener Arzt und Naturheilkundiger, der die Fitnesskur für Ihr Gedächtnis zusammenstellte. Dazu gehören Tests, die nicht Ihr Wissen, sondern die Leistungskraft Ihres Gehirns prüfen. Und die gleichzeitig Ihr Gedächtnis in Schwung bringen und trainieren. Bei den Rezepten hat Dr. Hochenegg nicht allein aufs Feinschmeckerische geachtet, sondern auf die Wirkung. Denn auf sie kommt es an! Gesundes Essen ist jedoch bei Hochenegg durchaus schmackhaft. Das eine schließt das andere nicht aus. Manches klingt allerdings ungewohnt: Dr. Hochenegg empfiehlt oft exotische Früchte, bei denen er festgestellt hat, dass sie besonders reich an bestimmten Mineralstoffen und Vitaminen sind, die unser Gehirn braucht. Die Beschaffung sollte keine Schwierigkeiten machen – im Zweifelsfall finden Sie auf Seite 243 Bezugsquellen, auf die Sie jederzeit zurükkgreifen können.

Dr. Hochenegg macht uns deutlich darauf aufmerksam, dass manche Essensgewohnheiten tatsächlich Sünden gegen die Gesundheit sind. Zu seiner Therapie gehört aber auch die Freude am Essen. »Bitte quälen Sie sich nicht mit der strikten Einhaltung der Diätpläne und berücksichtigen Sie, welche Lebensmittel Sie eventuell nicht vertragen. Würzen Sie entsprechend vorsichtig und lassen Sie Zutaten weg, die Sie noch nie gemocht haben«, rät der Arzt seinen Patienten. Seine Kuren zeigen das Bestmögliche – es bleibt uns überlassen, zu variieren. Sie werden erfahren, was gut für Sie ist. Das soll Sie ermuntern, eine Auswahl zu treffen und vielleicht manches wegzulassen oder zu verringen, was auf der Liste mit dem Stempel »ungesund« steht.

Und Sie, liebe Leser, werden es sicher merken: Die zunächst schwierig erscheinenden Tests fallen von Kapitel zu Kapitel immer leichter ...

Was Ihren grauen Zellen gut tut ...

Sie wissen ja: Fett, Süßigkeiten, Alkohol, zu viel Gebratenes, zerkochtes Gemüse oder Weißmehl-Produkte können Ihnen schaden, jedenfalls bauen sie Ihre Gesundheit nicht auf. Hier eine

Liste der positiven Nahrungsmittel

- Fisch
- Eigelb
- Leber
- Frischmilch
- Vollgetreide
- Bierhefe
- Weizenkcimo
- Soja
- unraffinierte Pflanzenöle
- Joghurt
- Huhn
- Truthahn
- Nüsse
- Bananen
- Spinat
- Hering
- grüne Gemüse und Salate
- Trockenfrüchte

- Sprossen
- magerer Schinken
- Äpfel
- Mandeln
- Avocados
- Kirschen
- rote Rüben
- Möhren.

Erste Hilfe fürs Kurzzeit-Gedächtnis

Unser Ausgangspunkt: Das Gehirn will ausreichend mit Sauerstoff und Vitaminen versorgt werden. Auch der Bedarf an Spurenelementen und Mineralstoffen muss gedeckt sein. Das ist für das Gehirn besonders wichtig, wenn es normal funktionieren soll.

Jede Art von körperlicher Beeinträchtigung führt zu einer Abnahme der Gehirnleistungsfähigkeit. Bei hohem Blutdruck lässt beispielsweise die Denk- und Kombinationsfähigkeit nach. Auch bei einem zu niederen Blutdruck ist die normale Sauerstoffversorgung des Gehirns nicht gesichert. Bei Depressionen beispielsweise sind der Sprachfluss, die Aufmerksamkeit und die Konzentrationsfähigkeit weitgehend gestört. Aber auch bei Wechseljahrsbeschwerden, bei Hitzewallungen, Kopfschmerzen oder Verspannungen der Nackenmuskulatur ist die ausreichende Versorgung des Gehirns mit Blut und Nährstoffen nicht optimal. Wenn die Blutfettwerte zu hoch sind, wird das Blut – vereinfacht gesagt – dickflüssig und die Gehirndurchblutung nimmt beträchtlich ab. Um eine optimale Denk-, Kombinations- und Rechenfähigkeit zu erhalten, müssen die körperlichen Messwerte nicht nur im Norm-, sondern im Idealbereich liegen.

Bereits die alten Römer sprachen von einem gesunden Geist in einem gesunden Körper. Für uns heißt dies: Gesunde Ernährung und eine entsprechende Lebensweise sind Voraussetzung für optimale geistige Funktionen.

Mehrere Forschungen haben gezeigt, dass Übergewicht nicht nur körperlich, sondern auch geistig träge und langsam macht. Sogar Eisen-, Phosphor- oder Mineralstoffmangel wirken sich auf die Funktionsfähigkeit des Gehirns aus. Wenn wir uns längere Zeit nicht so ernähren, wie es der Körper braucht, entstehen schließlich Schlackenstoffe im Körper. Sie können die normale Gehirnfunktion beeinträchtigen. Sobald zum Beispiel der Harnstoff im Blut über Normalwerte ansteigt, wird das Denken beschwerlich, verlangsamt, ungenau und fehlerhaft. Fast jeder Denkfehler hat typische Ursachen. Bei 0,5 Promille Alkohol im Blut wird die Sprache weitschweifig, unklar, unpräzise. Der Sprachfluss ist zwar gesteigert, die Konzentrationsfähigkeit jedoch vermindert. Es kommt zu Silbenstolpern, falschen oder fehlerhaften Gedankenverbindungen Bei einem jahrelangen Mangel an Vitaminen und Spurenelementen kann sich mit der Zeit eine Paranoia entwickeln. Darunter versteht man Wahnideen, die sich hartnäckig festsetzen und durch logische Argumente nicht zu beseitigen sind. Auch einseitige Kostformen führen bisweilen zu Depressionen, schizophrenieartigen Denkstörungen und zu einer falschen Einschätzung der Umwelt. Besonders empfindlich reagiert das Gehirn auf jahrelange Nikotinzufuhr, denn damit kommt es zu einer chronischen Vergiftung mit Kohlenmonoxid. Das heißt, bei einer Zigarettenanzahl von mehr als zehn pro Tag entwickelt sich eine schleichende Rauchgasvergiftung. Das Blut ist nicht mehr fähig, genügend Sauerstoff zu transportieren. Die Folge: Wird das Gehirn mit zu wenig Sauerstoff versorgt, kann es nicht mehr optimal funktionieren.

Wie leistungskräftig das Gehirn ist, kann durch zahlreiche Testverfahren geprüft werden. Da gibt es zum Beispiel den sogenannten Benton-Test, der das visuelle Kurzzeitgedächtnis prüft. Bei Alkoholikern, Rauchern oder bei einer mangelhaften Sauerstoffversorgung des Gehirns im Alter ergibt dieser Test auffällige Werte. Probieren wir es einmal aus:

Wie gut ist Ihr Gedächtnis?

Kleiner Test

Keine Sorge, hier gibt es keine Noten und nur Sie allein erfahren das Ergebnis. Die Aufgabe: Bitte betrachten Sie zehn Sekunden lang die nachstehende Zeichnung. Zehn Sekunden und nicht länger. Und dann legen Sie bitte das Buch zur Seite und versuchen, die Formen nachzuzeichnen, die Sie gerade gesehen haben. Haben Sie alle genau im Gedächtnis behalten? Nein? Auf jeden Fall empfiehlt sich dann die nachstehende Kur, die Ihnen auch rät, in den nächsten 14 Tagen möglichst auf tierisches Eiweiß, tierische Fette und schwer verdauliche Nahrungsmittel zu verzichten.

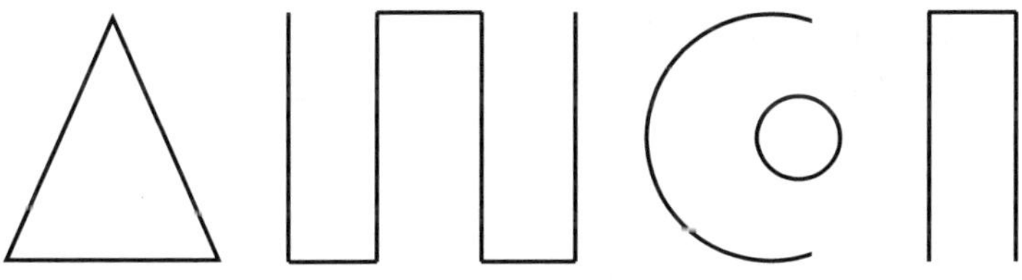

14-Tage-Kur zur Steigerung der geistigen Leistungsfähigkeit und des körperlichen Wohlbefindens

1. Tag

FRÜHSTÜCK

Müsli
100 g Haferflocken
10 Rosinen
150 ml Sojamilch
30 g zerkleinerte Walnüsse
8 Brombeeren

Die Zutaten vermischen und langsam verzehren. Dabei sollte gut gekaut werden, damit die Fermente, die im Speichel vorhanden sind, auf den Nahrungsbrei einwirken können. Außerdem: *2 Scheiben Pumpernickel, mit Schnittlauch, Tomatenscheiben und Zwiebelringen* belegt.

Dazu: ¼ l Matetee

VORMITTAGS

Mixgetränk
1 Orange
1 Zitrone
1 Banane

mit *½ l Wasser* gemixt und 4 Minuten lang homogenisiert; schluckweise trinken.

MITTAGS

200 g Weißkohl
100 g Möhren
1 kleine, aufgeschnittene Zwiebel
etwas Kümmel
1 EL Olivenöl
10 Oliven

Möhren und Weißkohl raspeln, mit den restlichen Zutaten vermischen. Nach Belieben 1 EL Kokosmilch unter den Salat heben.

Dazu:

3 Pellkartoffeln
100 g gedünstete Erbsen
50 g gedünsteter Broccoli
50 gegarter Blumenkohl

Nachspeise:

1 Blutorange

Mixgetränk
1 Banane
2 Datteln (entsteint)
1 Apfel
1 Zitrone
750 ml Wasser zum Vermixen dieser Zutaten. Schluckweise trinken.

NACHMITTAGS

2 Möhren
1 Apfel

ABENDESSEN

Tiefseegarnelen-Salat asiatisch
Für 4 Personen:
20 g geschälter Sesam
35 g geröstete, gesalzene Erdnüsse

200 g Zuckerschoten
Salz
300 g Tiefseegarnelen
1 Limette
20 g Ingwerwurzel
2 EL dunkles Sesamöl
6 EL asiatische Knoblauch-Chilisauce
1 Bund Koriandergrün
100 g Zucchini

Sesam in einer trockenen Pfanne unter Wenden goldbraun rösten. Erdnüsse grob hacken. Zuckerschoten entfädeln. 4 Minuten in kochendem Salzwasser blanchieren und sofort kalt abschrecken. Zuckerschoten der Länge nach schräg halbieren. Garnelen gut abtropfen lassen. Limettenschale fein abreiben, den Limettensaft auspressen. Ingwer schälen und fein reiben. Limettenschale und -saft, Ingwer, Sesamöl und Knoblauch-Chilisauce verrühren. Koriandergrün bis auf einige Zweige für die Dekoration fein hacken und unter die Sauce mischen.

Garnelen mit der Hälfte vom Sesam, den Zuckerschoten und der Sauce mischen. Eventuell nachsalzen.

Salat in einer Schüssel anrichten. Zucchini putzen und auf einem Gemüsehobel der Länge nach in hauchdünne, lange Streifen schneiden, Zucchini leicht salzen, mit restlichem Sesam mischen und gehäuft auf dem Salat anrichten. Mit den Erdnüssen bestreuen und mit Koriandergrün dekorieren.

SPÄTMAHLZEIT

2 Möhren
2 Datteln
5 Litschis

2. Tag

FRÜHSTÜCK

150 g Haferflocken mit
3 EL Kokosmilch und
100 ml Wasser verrühren.
10 Weintrauben und
½ Pampelmuse, aufgeschnitten,
darunter mischen.

Dazu: ¼ l Matetee

VORMITTAGS

Mixgetränk
1 Banane
1 Orange
1 Zitrone
5 Datteln (entsteint)
1 Apfel
mit *750 ml Wasser* homogenisiert.
Langsam, schluckweise trinken.

MITTAGS

Tomatensalat
4 große Tomaten
150 g Feldsalat
30 g frisch und fein geraspelter Meerrettich
3 EL kalt gepresstes Olivenöl
2 EL Zitronensaft
20 Oliven
3 Pellkartoffeln
2 EL Sojapaste

Dazu: ½ l Mineralwasser, reich an Magnesium, Calcium, Mangan, Eisen, Molybdän (z. B. Tiroler Heilwasser)

NACHMITTAGS

2 Äpfel
2 Orangen
1 Banane

ABENDS

1 Thunfisch-Steak, gedünstet
2 Pellkartoffeln
Für den Salat:
100 g Gartenkresse
3 EL Olivenöl
1 gehackte Knoblauchzehe
1 Prise Kräutersalz
50 g Staudensellerie,
fein geschnitten

SPÄTMAHLZEIT

3 Kaktusfeigen
50 g Erdbeeren
1 Glas Sojamilch
1 Banane

3. Tag

FRÜHSTÜCK

150 g Haferflocken
1 EL Zitronensaft
200 ml Wasser
5 Erdbeeren
5 Himbeeren
5 Brombeeren

Dazu: ¼ l Matetee

VORMITTAGS

Mixgetränk
1 Banane
1 Apfel
1 Zitrone
3 entkernte Datteln
in *750 ml Wasser* 4 Minuten homogenisiert.

MITTAGS

Fenchel-Kartoffel-Salat
100 g Fenchel
1 kleine Zwiebel, aufgeschnitten
1 EL Zitronensaft
3 EL Öl
4 Pellkartoffeln
2 EL Sojapaste

Dazu:

1 aufgeschnittene Tomate
Petersilie, fein gehackt

NACHMITTAGS

1 Apfel
2 Karotten

ABENDS

Rotbarsch mit Reis und Tiefseegarnelen
Für 4 Personen:
250 g Patna-Reis
600 g Rotbarschfilet
je 1 rote, grüne und gelbe Paprikaschote
2 Gemüsezwiebeln
Speiseöl
250 g frische Champignons, geschnitten
etwas Sambal-Oelek
(scharfe Würzpaste)

125 g Tiefseegarnelen
Jodsalz, Pfeffer, Mehl
Öl zum Garen
Petersilie, fein gehackt

Den Reis nach Packungsangabe gar kochen. In ein Sieb abgießen und mit kaltem Wasser gut abspülen. Das Rotbarschfilet säubern und in feine Streifen schneiden. Die gesäuberten Paprikaschoten und die Zwiebeln in Streifen schneiden, mit etwas Öl in einer Pfanne andünsten. Nachdem die Zwiebeln glasig geworden sind, die Champignons mit etwas Sambal-Oelek hinzugeben und garen. Den inzwischen trockenen Reis und die Garnelen zum Gemüse geben und kurz erwärmen. Vier Garnelen für die Garnitur herausnehmen.
Die Rotbarschstreifen mit Salz und Pfeffer würzen, in etwas Mehl wenden und in einer mit Öl erhitzten Pfanne braten. Wenn der Fisch gar ist, diesen vorsichtig unter die Reis-Gemüse-Mischung heben und auf einer Platte anrichten. Die beiseite gelegten Garnelen als Garnitur obenauf verteilen, mit gehackter Petersilie bestreuen und servieren.

Mixgetränk
1 Banane
1 Apfel
3 Datteln (entsteint)
1 Zitrone
mit *750 ml Wasser* 4 Minuten homogenisiert.

SPÄTMAHLZEIT

2 Paranüsse
5 Cashewnüsse

4. Tag

FRÜHSTÜCK

2 Scheiben Pumpernickel
Sojapaste
2 aufgeschnittene Tomaten

Dazu: ½ l Kräutertee

VORMITTAGS

1 Banane
1 Mandarine

MITTAGS

100 g gegarter Wildreis
150 g gegrillte Aubergine
1 gehackte Knoblauchzehe
50 geraspelte Möhre
Zitronensaft
1 EL Olivenöl
1 EL gehackte Petersilie

Dazu: ½ l Mineralwasser

NACHMITTAGS

Mixgetränk
1 Banane
1 Apfel
1 Orange
2 Kiwis
mit *750 ml Wasser*
homogenisiert.

ABENDS

1 große Pellkartoffel
1 kleiner Eisbergsalat
1 kleine, gehackte Zwiebel
Meersalz
schwarzer Pfeffer

Balsamicoessig
Olivenöl

Alle Zutaten zu einem Salat vermischen.

SPÄTMAHLZEIT *5 Paranüsse*

5. Tag

FRÜHSTÜCK
3 Knäckebrote
10 g Butter
Quittengelee
300 ml Orangen-Karotten-Saft

VORMITTAGS
150 g Kohlrabistäbchen
(roher Kohlrabi,
geschält und in
Stäbchen geschnitten)

MITTAGS
1 kleines Truthahnschnitzel, gedünstet
Für den Salat:
½ Salatgurke in Scheiben
2 aufgeschnittene Tomaten
2 gehackte Knoblauchzehen
1 TL Oregano
Salz
Pfeffer
Essig
Öl

Dazu: ½ l Tiroler Heilwasser

NACHMITTAGS

Mixgetränk
4 entkernte Datteln
1 Apfel
1 Orange
1 Zitrone
mit *750 ml Wasser* homogenisiert.

ABENDS

2 Scheiben Pumpernickel
Sojapaste
bunte Paprikastreifen

Dazu: 1 Tasse Pfefferminztee

SPÄTMAHLZEIT

2 Mandarinen

6. Tag

FRÜHSTÜCK

100 g Haferflocken
150 ml Kokosmilch
1 Banane
10 Erdbeeren
5 gehackte Walnüsse

Dazu: 1 Tasse Matetee

VORMITTAGS

1 Glas Orangen-Karotten-Saft

MITTAGS

¼ gegrilltes Hähnchen

Dazu:

150 g Kartoffelsalat
1 große Tomate in Scheiben

NACHMITTAGS

1 Banane
1 Orange
2 Äpfel
2 Kiwis
in *750 ml Wasser* homogenisiert.

ABENDS

3 Scheiben Knäckebrot
Sojapaste
6 gehackte Oliven
1 gehackte Knoblauchzehe

Dazu: ½ l Kamillen-Birkenblätter-Tee (zu gleichen Teilen gemischt)

SPÄTMAHLZEIT

1 Apfel
5 Cashewnüsse

7. Tag

FRÜHSTÜCK

2 Scheiben Pumpernickel
10 g Diätmargarine
Waldbeerengelee

Dazu: ½ l Kamillen-Brennesseltee, mit Waldhonig gesüßt

VORMITTAGS

Mixgetränk
5 entkernte Datteln
2 Kiwis
1 Orange
1 Apfel
in *750 ml Wasser* homogenisiert.

MITTAGS	*100 g gegarter Wildreis* *200 g gedünsteter Sellerie* *1 EL gehackte Petersilie*
NACHMITTAGS	*1 Mango*
ABENDS	*100 g Feldsalat* *2 aufgeschnittene Tomaten* *10 schwarze Oliven* *10 Zwiebelringe* *10 grüne Bohnen, gedünstet* *Salz* *Pfeffer* *Essig* *Öl*

Aus allen Zutaten einen bunten Salat mischen.
Dazu: 2 Scheiben Knäckebrot

SPÄTMAHLZEIT	*10 zerdrückte Erdbeeren* *5 gehackte Walnüsse*

8. Tag

FRÜHSTÜCK	*100 g Haferflocken* *150 ml Sojamilch* *½ Banane* *1 Apfel*

Dazu: ½ l Kräutertee

VORMITTAGS	*1 Möhre*

MITTAGS

3 Pellkartoffeln mit
Sojapaste und
etwas Sojamilch cremig rühren,
erwärmen,
1 Bund Schnittlauch in feinen Röllchen unterrühren.

Dazu: ½ l Tiroler Heilwasser

NACHMITTAGS

Mixgetränk
1 Banane
2 Äpfel
1 Zitrone
in *750 ml Wasser* homogenisiert.

ABENDS

Lachstatar mit Basilikum
Für 4 Personen:
600 g rohes Lachsfilet ohne Haut
1 Schalotte, fein gewürfelt
3 EL Olivenöl extra vergine
frisch gemahlener Koriander
½ Bund Basilikum
Salz, weißer Pfeffer aus der Mühle
Friséesalat zur Dekoration

Lachsfilet in sehr feine Würfel schneiden. Mit Schalottenwürfeln, Olivenöl, Koriander, Salz und Pfeffer würzen. Basilikum in feine Streifen schneiden (einige Blättchen zur Dekoration aufheben) und unter das Tatar mischen. Friséesalat und die verbliebenen Basilikumblätter ringförmig auf einem Teller anrichten. Lachstatar in die Mitte geben und mit frischem Brot servieren.
Dazu: ½ l Brennessel-Kamillen-Schachtelhalm-Tee (zu gleichen Teilen gemischt)

SPÄTMAHLZEIT

Kokos-Erdbeer-Milch
10 Erdbeeren
250 ml Kokosmilch

9. Tag

FRÜHSTÜCK

3 Knäckebrote mit
Bananenscheiben

Dazu: ½ l Kräutertee nach Wahl

VORMITTAGS

2 Nektarinen
1 Kiwi

MITTAGS

1 kleiner Kopf gedünsteter Blumenkohl
2 Pellkartoffeln
1 Bund Schnittlauch

Dazu: 1 Tasse Kräutertee

NACHMITTAGS

Mixgetränk
4 entkernte Datteln
1 Banane
1 Orange
1 Zitrone
1 Kiwi
in *750 ml Wasser* homogenisiert.

ABENDS

2 geraspelte Möhren
etwas Zitronensaft
1 EL Olivenöl
auf 2 Scheiben Pumpernickel

Dazu: ½ l Tiroler Heilwasser

SPÄTMAHLZEIT	*1 Nektarine* *5 Paranüsse*

10. Tag

FRÜHSTÜCK	*2 Scheiben Pumpernickel* *10 g Butter* *Waldhonig*

Dazu: ½ l Birkenblätter-Brennessel-Kamillen-Tee (zu gleichen Teilen gemischt)

VORMITTAGS	*1 Banane* *1 Orange* *1 Apfel* *2 Kiwis* in *750 ml Wasser* homogenisiert.
MITTAGS	*100 g Wildreis* *200 g gedünsteter Rosenkohl*
NACHMITTAGS	*150 g weißer Rettich*
ABENDS	*1 kleiner Endiviensalat* *2 gehackte Knoblauchzehen* *10 gekochte grüne Bohnen* *1 geraspelte Möhre* *1 gelbe Paprikaschote in Streifen* *Salz, Pfeffer* *Essig, Öl*

Aus allen Zutaten einen bunten Salat mischen.
Dazu: Knäckebrot nach Belieben

SPÄTMAHLZEIT	Brei aus *½ Banane* *½ Apfel*

11. Tag

FRÜHSTÜCK	*100 g Haferflocken* *150 ml Sojamilch* *1 Nektarine in Scheiben* *10 Rosinen*

Dazu: ½ l Kamillen-Schachtelhalm-Tee

VORMITTAGS	*Kohlrabistäbchen* (rohe, geschälte Kohlrabi, in Stäbchen geschnitten)
MITTAGS	*2 Pellkartoffeln* *200 g gedünsteter Blattspinat* *2 gehackte Knoblauchzehen* *Salz, Pfeffer, Muskatnuss* *300 ml Sojamilch*
NACHMITTAGS	*1 Orange* *1 Banane*
ABENDS	*100 g gegarter Wildreis, mit* *100 g Ananasstücken, 1 Apfel und* *1 blättrig geschnittenen Kiwi* *vermengt, mit Zimt und* *etwas Fruchtzucker bestreut.*

Dazu: ½ l Tiroler Heilwasser

SPÄTMAHLZEIT	*5 Cashewnüsse*

12. Tag

FRÜHSTÜCK

2 Scheiben Pumpernickel
Sojapaste
bunte Paprikastreifen
300 ml Karotten-Orangensaft

VORMITTAGS

2 Mandarinen

MITTAGS

Kabeljaufilet mit Safranreis auf Basilikum-Tomaten

Für 4 Personen:

1 Packung tiefgekühlte Kabeljaufilets
600 ml Instant-Gemüsebrühe
2 Tütchen Safranpulver
200 g Langkorn-Reis
2 Zwiebeln
1 Knoblauchzehe
4 EL Olivenöl
1 Paket grob gestückelte Tomaten
1 Bund Basilikum
1 EL kalte Butterwürfel
Salz, Pfeffer, Mehl

Kabeljaufilets nach Packungsanweisung auftauen lassen und den Backofen auf 180 Grad C vorheizen. Gemüsebrühe in einer feuerfesten Form mit Safran und etwas Salz aufkochen, Reis hineinrühren, nochmals aufkochen und zugedeckt 20 Minuten im Ofen garen.
Für die Sauce Zwiebeln und Knoblauch pellen, fein würfeln und in 2 EL Olivenöl anschwitzen. Tomatenstücke zufügen und unter Rühren 3 Minuten bei geringer Temperatur köcheln. Basilikum klein schneiden und mit ½ EL Butterwürfeln einrühren. Mit Salz und Pfeffer abschmecken und

zugedeckt warm halten. Kabeljaufilets kalt abspülen und trockentupfen. Salzen, in Mehl wenden, leicht abschütteln und in 2 EL Olivenöl von beiden Seiten zweieinhalb Minuten goldbraun braten. Den Reis mit Salz abschmecken und mit einer Gabel die restlichen Butterwürfel unterrühren.

Dazu: ½ l Tiroler Heilwasser

NACHMITTAGS	*1 Banane* *1 Apfel* *1 Orange* *1 Zitrone* *3 entkernte Datteln* in 750 ml Wasser homogenisiert.
ABENDS	*3 Knäckebrote* *Sojapaste* *6 gehackte Oliven*
SPÄTMAHLZEIT	Erdbeermilch

13. Tag

FRÜHSTÜCK	*100 g Haferflocken,* mit *Joghurt* verrührt *10 Rosinen* *1 geriebener Apfel*

Dazu: 1 Tasse Kräutertee nach Wahl

VORMITTAGS	*1 Orange*

Lachs mit lauwarmem Rote-Bete-Salat und Meerrettich

Für 4 Personen:

2 frische rote Bete
1 TL Kümmel
1 Meerrettichwurzel, etwa 10 g
½ Zitrone
4 rohe Lachsfilets ohne Haut
1 EL Butter
120 g Friséesalat, geputzt und gewaschen
6 EL Vinaigrette (siehe Seite 125)
1 Msp gemahlener Kümmel
1 Schalotte, fein gewürfelt
Salz
weißer Pfeffer aus der Mühle

Rote Bete unter fließendem Wasser kräftig abbürsten und in einem Topf mit Wasser, Kümmel und Salz zum Kochen bringen. Etwa eine Stunde leise köcheln. Wahlweise kann man auch bereits gekochte rote Bete verwenden, die dann nur noch kurz erwärmt werden. Rote Bete abkühlen lassen, schälen und in mundgerechte Stücke schneiden. Meerrettich schälen und in Zitronenwasser legen, damit er nicht braun wird.

Die Lachsfilets mit Salz und Pfeffer würzen und langsam in Butter braten, ohne sie Farbe nehmen zu lassen. Friséesalat und rote Bete mit Vinaigrette, gemahlenem Kümmel und den Schalottenwürfeln anmachen. Mit dem Lachs auf Tellern anrichten und mit gehobelten Meerrettichspänen bestreuen. Dazu Roggenstangen reichen.

NACHMITTAGS

Mixgetränk
5 entkernte Datteln
2 Kiwis
1 Orange
1 Apfel
in *750 ml Wasser* homogenisiert.

ABENDS

1 Pellkartoffel
1 Kopfsalat
10 schwarze Oliven
10 Zwiebelringe
1 aufgeschnittene Tomate
Salz, Pfeffer, Essig, Öl

Aus allen Zutaten einen bunten Salat mischen.

SPÄTMAHLZEIT

1 Nektarine

14. Tag

FRÜHSTÜCK

3 Knäckebrote
10 g Butter
Quittengelee

Dazu: ½ l Kamillen-Birkenblätter-Tee (zu gleichen Teilen gemischt)

VORMITTAGS

Mixgetränk
1 Banane
3 entkernte Datteln
1 Apfel
1 Orange, 1 Zitrone
in *750 ml Wasser* homogenisiert.

MITTAGS — *150 g Kartoffelsalat,* vermengt mit *100 g Feldsalat* und *1 aufgeschnittenen Tomate*

Dazu: Knäckebrot und ½ l Tiroler Heilwasser

NACHMITTAGS — *1 Möhre*

ABENDS — *1 Teller gedünsteter Broccoli*
1 Pellkartoffel

Dazu: ½ l Tiroler Heilwasser

SPÄTMAHLZEIT — Erdbeermilch

Nach diesen 14 Tagen sollte der Bilder-Test wiederholt werden. Es wird sich zeigen, dass die Fehleranzahl deutlich abgenommen hat. Bei Bedarf kann der vorgeschlagene Ernährungsplan unbedenklich länger beibehalten werden.

Was bewirkt diese Ernährung? Die Kalorienanzahl ist – bei einem hohen Ballaststoffanteil – sehr tief angesetzt. Auf diese Weise kann überflüssiges Fett schnell und sicher abgebaut werden. Die Schlaftiefe wird verstärkt, die Tagesaktivität gesteigert und die Gehirnfunktionen werden deutlich verbessert. Durch die vorwiegend vegetarische Kost wird das Bedürfnis des Körpers nach rein pflanzlicher Nahrung befriedigt. Der Mensch ist nämlich von Natur aus ein reiner Pflanzenfresser, der auch mit pflanzlicher Nahrung allein auf optimale Weise versorgt werden kann. Dass Menschen Pfanzenfresser sind, ergibt sich aus dem hohen Vitamin-C-Bedarf pro Tag. Die tägliche Einnahme von Vitamin C wird mit 70 mg als Minimum betrachtet und mit

200 mg als optimal bezeichnet. Dieser hohe Vitamin-C-Bedarf lässt sich am besten mit einer rein pflanzlichen Kost befriedigen. Die Zahnstruktur des Menschen weist auf eine reine Pflanzenkost hin, denn Raubtiere haben Reiß- und Beißzähne, der Mensch hat einen beweglichen Unterkiefer. Das bedeutet, die Bewegungen des Unterkiefers sind mahlende Kaubewegungen, wie sie für das Zerkleinern pflanzlicher Kost notwendig sind. Der Ph-Wert, d.h. die Wasserstoff-Ionenkonzentration des Speichels spricht dafür, dass der Mensch für die Verarbeitung von pflanzlichen Fasern und Zellen optimal angepasst ist. Auch die Magensaftkonzentration des Menschen spricht dafür, dass pflanzliche Nahrungsmittel optimal verdaut werden können, denn die Magensäure ist zum Auflösen von Knorpeln, Knochen, Sehnen und Muskelfasern nicht geeignet.

Bemerkenswert ist, dass bei dieser vorwiegend pflanzlichen Kost nach dem 14-Tage-Programm der Stuhlgang häufiger wird; außerdem wird er praktisch geruchlos, da der Geruch von verwesendem tierischen Eiweiß, das im menschlichen Körper nicht verarbeitet werden kann, fehlt. Bei einer Blutuntersuchung wird sich ergeben, dass bereits nach einer solchen 14-Tages-Diät, wie oben angegeben, die Leberwerte optimal werden, d.h. die Transaminasen sinken von durchschnittlich 30 auf bis unter 10 i.E. (internationale Einheiten). Das ist ein idealer Wert, der durch kein einziges Medikament erreicht werden kann, jedoch durch eine konsequente Kost-Umstellung automatisch erlangt wird. Dadurch wird nicht nur eine erhöhte geistige Regsamkeit erreicht, sondern gleichzeitig auch körperliche Schwächen, Müdigkeit und manchmal sogar chronische Krankheiten langsam, aber sicher besiegt.

Wenn es auf das richtige Wort ankommt...

Fällt Ihnen manchmal nicht sofort das richtige Wort ein? Oder steigt der richtige, der passende Ausdruck erst in Ihr Gedächtnis auf, wenn das Gespräch mit einem wichtigen Partner oder einer Partnerin schon vorüber ist? Gerade im Berufsleben müssen die Kurz- und Langzeitspeicher Ihres Gehirns sofort zur Verfügung stehen. Durch Sprossen, Keime, tropische Früchte und eigens zusammengestellte Salatkombinationen kann erreicht werden, dass der Körper und damit das Gehirn ideal mit Nährstoffen versorgt werden. Und das erhöht natürlich die geistige Regsamkeit.

Folgender 14-Tage-Ernährungsplan ist besonders darauf ausgerichtet, das Gehirn mit den notwendigen Spurenelementen zu versorgen. Dazu wieder ein

Kleiner Test:

Schreiben Sie innerhalb einer Minute so viele 5-Buchstaben-Wörter auf, die Ihnen gerade einfallen. Zum Beispiel Abend. Wenn Sie innerhalb einer Minute über 10 Wörter finden, ist das ausgezeichnet, von 8–10 gut, von 6–8 befriedigend, unter 6 Wörtern pro Minute mangelhaft.

14-Tage-Kur zur optimalen Versorgung des Gehirns mit Spurenelementen

1. Tag

FRÜHSTÜCK

Für das Müsli:
200 g Haferflocken
10 Rosinen
5 aufgeschnittene Erdbeeren zum Garnieren
100 ml Sojamilch zum Aufweichen der Haferflocken

Dazu: 1 Tasse Brennessel-Birkenblätter-Tee (Mischung zu gleichen Teilen)

VORMITTAGS

Mixgetränk
2 Orangen
1 Grapefruit
1 Zitrone
1 Banane
3 Datteln (entsteint)
in *750 ml Wasser* homogenisiert.
Langsam und schluckweise trinken.

MITTAGS

3 Tofu-Bratlinge (aus dem Reformhaus) und folgender Salat:
1/2 Kopf Endivie
10 blaue Weintrauben
1 Msp Meersalz
3 Zwiebelringe

1 fein gehackte Knoblauchzehe
3 EL Olivenöl
2 TL Balsamicoessig

Dazu: *3 Scheiben Pumpernickel mit 10 g Butter* und ½ l Tiroler Heilwasser oder anderes Mineralwasser

Für den Nachtisch

10 blaue Weintrauben
2 aufgeschnittene Kiwis
2 Scheiben Ananas
5 Walnüsse

NACHMITAGS

5 Paranüsse
10 Pinienkerne
2 Orangen

Dazu: ½ l Mineralwasser

ABENDS

Steinbeißerfilets mit Basilikumcreme

Für 1–2 Personen:
1 Steinbeißerfilet (Seewolf, Katfisch)
Salz, Pfeffer,
1 Bund Basilikum
2 EL Öl
⅛ l Brühe
10 g Butter
etwas Schlagsahne
1 EL Crème fraîche

Fischfilet in 3 Stücke schneiden, salzen und pfeffern. Basilikumblätter in Öl pürieren. Brühe in einer Pfanne aufkochen, mit Butter verfeinern. Fischfilets darin von jeder Seite 3 Minuten pochieren, herausnehmen und warm stellen.

Sahne in den Sud rühren, stark einkochen. Crème fraîche und Basilikum unterrühren, salzen, pfeffern. Fisch mit der Basilikumcreme anrichten.

Dazu:	*2 Pellkartoffeln* pro Person und *50 g Feldsalat, mit Essig und Öl angerichtet* *10 Pistazienkerne*
SPÄTMAHLZEIT	**Mixgetränk** *1 geschälte Kiwi* *1 Banane* *2 Scheiben Ananas* *3 entkernte Datteln* *1 geschälte Zitrone* in *750 ml Wasser* homogenisiert.

2. Tag

FRÜHSTÜCK	Müsli aus *200 g Haferflocken* *200 ml Kokosmilch* *10 Rosinen*

Dazu: 250 ml Hagebuttentee, mit *1 EL Honig* gesüßt.

VORMITTAGS	**Mixgetränk** *1 Banane* *2 Kiwis* *1 Zitrone* *3 entkernte Datteln* *1 Apfel* in *750 ml Wasser* homogenisiert.

Hähnchenbrust mit Knoblauch und Mangosauce

Für 2 Personen:
2 Hähnchenbrüste
Salz, Pfeffer
1–2 Zehen Knoblauch
1 EL Butter
50 g Frühlingszwiebeln
2 Scheiben Mango, Öl
⅛ l Weißwein
⅛ l Hühnerbrühe
Für die Mangosauce:
1–2 Limetten, abgeriebene Schale aufbewahren
1 große Mango (2 Scheiben für die Hühnerbrust weglegen)
Salz, Pfeffer
2 EL Crème fraîche
1 Naturjoghurt

Die Hähnchenbrüste leicht salzen, pfeffern und mit dem gehackten Knoblauch in Butter braten, bis sie leicht gebräunt sind. Beiseite stellen.
In einer anderen Pfanne die in Ringe geschnittenen Frühlingszwiebeln und zwei gewürfelte Mangoscheiben in etwas Öl anbraten, mit Weißwein ablöschen, die Hühnerbrühe zugeben und über die Hähnchenbrüste gießen, 10 Minuten köcheln lassen.
Für die Mangosauce ausgepressten Mangosaft mit Limettensaft und -schale mischen, salzen, pfeffern, Crème fraîche und Joghurt unterrühren. Wenn das Hähnchen gar ist, aus dem Sud nehmen, den Sud auf die Hälfte reduzieren. Mangosauce dazugeben, fünf Minuten lang kochen und über das Huhn gießen. Mit Limettenschale bestreuen.

Dazu *150 g gegarten Wildreis* und folgenden Salat servieren:

Bunter Salat
1 aufgeschnittene Tomate
50 g Maiskörner
½ Kopf Eisbergsalat
1 EL Olivenöl
1 TL Balsamicoessig
10 g Brunnenkresse
1 gehackte Knoblauchzehe
5 Zwiebelringe

NACHMITTAGS

250 ml frisch gepresster Orangensaft

ABENDS

200 g leicht gedünstete Erbsen
2 Knoblauchzehen
5 Zwiebelringe
100 g Gartenkresse
Luzernensprossen
Balsamicoessig
Öl
Salz und Pfeffer

Alle Zutaten zu einem Salat mischen.

Dazu:

3 Scheiben Pumpernickel mit *Sojaaufstrich (aus dem Reformhaus)* und ½ l Mineralwasser

SPÄTMAHLZEIT

3 Mandarinen
3 Paranüsse

3. Tag

FRÜHSTÜCK	*3 Knäckebrote* *10 g Butter* *etwas Quittengelee* *250 ml Kokosmilch*
VORMITTAGS	**Mixgetränk** *1 Banane* *1 Apfel* *1 Orange* *2 Kiwis* in *750 ml Wasser* homogenisiert
MITTAGS	*150 g gegarter Wildreis,* *vermengt mit* *3 gewürfelten Tomaten* *Salz* *Pfeffer* *Oregano* *Basilikum* *1 EL Olivenöl*

Dazu: ½ l Tiroler Heilwasser oder anderes Mineralwasser

NACHMITTAGS	*2 Möhren*
ABENDS	*3 Pellkartoffeln* *Sojapaste,* mit etwas *Sojamilch* cremig gerührt *1 gehackte Knoblauchzehe* *100 g Alfalfasprossen*

Dazu: ½ l Kräutertee

SPÄTMAHLZEIT

1 Apfel
3 Paranüsse

4. Tag

FRÜHSTÜCK

3 Knäckebrote
10 g Butter
1 Schale Preiselbeerkompott
250 ml Kokosmilch

VORMITTAGS

Mixgetränk
1 Banane
1 Apfel
1 Orange
1 Birne
in *750 ml Wasser* homogenisiert.

MITTAGS

2 geräucherte Forellenfilets
2 Pellkartoffeln
150 g gegarter Blattspinat
mit 2 gehackten Knoblauchzehen
Salz, Pfeffer, Muskatnuss

Dazu: ½ l Tiroler Heilwasser

NACHMITTAGS

2 Nektarinen

ABENDS

1 Kopfsalat
2 aufgeschnittene Tomaten
10 Zwiebelringe
Salz, Pfeffer, Essig, Öl

Alle Zutaten zu einem bunten Salat vermischen.
Dazu: Knäckebrot

SPÄTMAHLZEIT

1 Ananasscheibe
10 Pinienkerne

5. Tag

FRÜHSTÜCK

100 g Haferflocken
150 ml Kokosmilch
5 Erdbeeren
10 Rosinen
50 g Nüsse

Dazu: 1 Tasse Hagebuttentee

VORMITTAGS

300 ml Apfel-Karotten-Saft

MITTAGS

150 g gegarter Wildreis
150 g gedünstete Paprikaschoten

Dazu: ½ l Tiroler Heilwasser

NACHMITTAGS

Kokos-Heidelbeermilch
250 ml Kokosmilch, mit
100 g Heidelbeeren gemixt

ABENDS

Gemüsesuppe
Für 2 Personen:
500 g Gemüsesorten je nach Jahreszeit zusammenstellen.
Das geputzte, klein geschnittene Gemüse in *2 EL* heißem *Öl* andünsten.
Mit *¾ l Gemüsebrühe* aufgießen.
Das gegarte Gemüse mit einem Stabmixer oder der flotten Lotte

pürieren. Eventuell noch durch ein Sieb streichen und leicht schaumig schlagen.

SPÄTMAHLZEIT

1 Nektarine

6. Tag

FRÜHSTÜCK

2 Scheiben Pumpernickel
10 g Butter
Waldhonig

Dazu: ½ l Früchtetee

VORMITTAGS

Mixgetränk
1 Banane
1 Apfel
1 Orange
1 Zitrone
3 Datteln (entsteint)
in *750 ml Wassser*
homogenisiert.

MITTAGS

2 Pellkartoffeln in *Gemüsebrühe* zerstampfen, mit *Paprikapulver* würzen
150 g gedünstete Erbsen zufügen, *salzen und pfeffern.*

NACHMITTAGS

300 ml Karotten-Orangen-Saft

ABENDS

1 Eisbergsalat
2 aufgeschnittene Tomaten
15 Zwiebelringe
1 gehackte Knoblauchzehe
Salz, Pfeffer, Essig, Öl

Alle Zutaten zu einem bunten Salat mischen.
Dazu: 2 Scheiben Knäckebrot

SPÄTMAHLZEIT

1 Apfel
5 Paranüsse

7. Tag

FRÜHSTÜCK

100 g Haferflocken, mit
150 ml Kokosmilch vermischt
1 Banane und
10 Rosinen darunterheben.

Dazu: 1 Tasse Hagebuttentee

VORMITTAGS

Kohlrabistäbchen (rohe, geschälte Kohlrabi, in Stäbchen geschnitten)

MITTAGS

Ratatouille
150 g Zucchini, 200 g Auberginen, 200 g Paprikaschoten, 300 g Tomaten, in Würfel geschnitten. *100 g Zwiebel, 1 Knoblauchzehe* in *4 EL Olivenöl* andünsten, das Gemüse dazugeben und mit *Salz und Pfeffer* würzen, zugedeckt weich kochen. Mit *frischem Basilikum* abschmecken.

Dazu folgender **Bunter Salat**
50 g Feldsalat
½ Salatgurke
1 aufgeschnittene Tomate
1 gelbe Paprikaschote
50 g Luzernensprossen
10 Zwiebelringe
Salz, Pfeffer
Essig, Öl

NACHMITTAGS **Mixgetränk**
1 Banane
1 Apfel
1 Orange
1 Zitrone
3 entkernte Datteln
in *750 ml Wasser* homogenisiert.

ABENDS *3 Knäckebrote* und *Sojapaste,*
mit 6 gehackten Oliven vermischt.

Dazu: ½ l Kräutertee

SPÄTMAHLZEIT Erdbeermilch

8. Tag

FRÜHSTÜCK *2 Scheiben Pumpernickel*
Sojapaste
½ Bund Schnittlauch

Dazu: ½ l Kamillen-Brennessel-Tee (zu gleichen Teilen gemischt)

VORMITTAGS	250 ml Kokosmilch mit Sanddornsirup
MITTAGS	*150 g gegarter Wildreis* *150 g gedünstete Zwiebel* *1 EL Curry*

Alle Zutaten vermischen. Dazu: ½ l Tiroler Heilwasser

NACHMITTAGS	**Mixgetränk** *1 Banane* *1 Orange* *1 Apfel* *2 Kiwis* in *750 ml Wasser* homogenisiert
ABENDS	*2 Matjesfilets* *2 Pellkartoffeln* *Sojasauce vermengt mit* *2 EL gehackten Kapern* *schwarzer Pfeffer*

Dazu: ½ l Tiroler Heilwasser

SPÄTMAHLZEIT	*1 Mandarine* *3 Paranüsse*

9. Tag

FRÜHSTÜCK	*3 Knäckebrote* *10 g Butter* *1 Schale Preiselbeerkompott* *250 ml Kokosmilch*

VORMITTAGS

Mixgetränk
1 Banane
1 Apfel
1 Zitrone
5 entkernte Datteln
in *750 ml Wasser* homogenisiert.

MITTAGS

Hähnchengulasch
Für 4 Personen:
1 Hähnchen, Salz
Öl zum Braten
5 Zwiebeln, geschält und in Ringe geschnitten
2 EL Paprika edelsüß
$\frac{1}{4}$ l nicht zu herber Weißwein
1 Knoblauchzehe
1 TL Kümmel
$\frac{1}{4}$ l Sauerrahm
Petersilie zum Bestreuen

Das Hähnchen grob zerteilen und mit Salz bestreuen. Zwiebeln in heißem Öl glasig dünsten. Hähnchenteile zugeben, anrösten. Paprika drüberstreuen, sofort unter Rühren den Wein zugießen. Die fein gehackte Knoblauchzehe und den Kümmel zugeben, aufkochen und bei mittlerer Hitze zugedeckt in etwa 30 bis 40 Minuten gar schmoren. Zwischendurch immer wieder etwas Wasser zugießen, damit das Gulasch nicht ansetzt. Zum Schluß saure Sahne darunter mischen, vor dem Servieren mit gehackter Petersilie bestreuen.

Dazu *3 Pellkartoffeln* pro Person und
$\frac{1}{2}$ l Tiroler Heilwasser

NACHMITTAGS | 250 ml frisch gepresster Orangensaft

ABENDS | *2 Scheiben Pumpernickel*
10 g Butter
2 geraspelte Karotten mit etwas
Zitronensaft, Salz und *1 EL Olivenöl*

Dazu: ½ l Brennessel-Kamillen-Schachtelhalm-Tee (zu gleichen Teilen gemischt)

SPÄTMAHLZEIT | *6 Erdbeeren*
10 Pinienkerne

10. Tag

FRÜHSTÜCK | **Müsli**
100 g Haferflocken, mit
150 ml Kokosmilch gemischt
5 Erdbeeren
1 Apfel
10 Rosinen

Dazu: 1 Tasse Kräutertee

VORMITTAG | *150 g weißer Rettich*

MITTAGS | **Shiitake-Kräuter-Pfanne**
200 g frische Shiitake-Pilze
2 kleine Brotscheiben
150 g frische Kräuter (Bärlauch, Schnittlauch, Petersilie, Rucola, Dill, Kerbel, Liebstöckel, Basilikum),
Olivenöl zum Anbraten, Kräutersalz

Kräuter waschen und klein schneiden. Pilze kurz waschen und in mundgerechte Stücke schneiden. Brotscheiben in kleine Würfel schneiden und in Olivenöl oder im Backofen braun rösten. Pilze in genügend Olivenöl braten, mit Kräutersalz nach Belieben würzen. Wenn die Pilze weich und leicht goldbraun sind, Kräuter und die gerösteten Brotwürfel untermischen. Zusammen nochmals kurz braten, heiß servieren.

Dazu: *grüner Salat* und ½ l Tiroler Heilwasser

NACHMITTAGS

Mixgetränk
1 Banane
1 Apfel
1 Orange
1 Kiwi
in *750 ml Wasser* homogenisiert.

ABENDS

2 Soja-Bratlinge
(aus dem Reformhaus)
Für den Salat:
½ Eisbergsalat
1 aufgeschnittene Tomato
100 g Maiskörner
½ Bund Schnittlauch
Für das Dressing:
etwas zerdrückte Pellkartoffel
etwas Sojamilch
Salz, Pfeffer, Essig, Öl

Dazu: ½ l Tiroler Heilwasser

SPÄTMAHLZEIT

Erdbeermilch

11. Tag

FRÜHSTÜCK

3 Knäckebrote
10 g Butter
Quittengelee

Dazu: ½ l Hagebuttentee

VORMITTAGS

Mixgetränk
1 Banane
3 entkernte Datteln
1 Zitrone
1 Orange
in *750 ml Wasser* homogenisiert.

MITTAGS

100 g gegarter Wildreis
200 g gedämpfter Blumenkohl
1 EL gehackte Petersilie

Dazu: ½ l Tiroler Heilwasser

NACHMITTAGS

Heidelbeermilch

ABENDS

2 Scheiben Pumpernickel
Sojapaste
bunte Paprikastreifen

Dazu: ½ l Kräutertee

SPÄTMAHLZEIT

1 Nektarine
5 Cashewkerne

12. Tag

FRÜHSTÜCK

2 Scheiben Pumpernickel
10 g Butter
Waldhonig

Dazu: ½ l Pfefferminztee

VORMITTAGS

1 Banane
1 Mandarine

MITTAGS

Broccoli japanische Art
Für 1–2 Personen:
350 g Broccoli geputzt
150 g Shiitake-Pilze
3 EL Sojasauce
150 ml Gemüsebrühe
Salz, Pfeffer
Butterschmalz

Pilze in Butterschmalz anbraten, in kleine Röschen geteilten Broccoli beigeben. Unter ständigem Wenden ca. 5 Minuten dünsten. Mit Salz, Pfeffer und Sojasauce würzen, mit der Brühe ablöschen und ca. 10 Minuten leicht köcheln lassen.

Dazu *2 Pellkartoffeln* pro Person und ½ l Tiroler Heilwasser

NACHMITTAGS

Mixgetränk
1 Banane
2 Äpfel
1 Orange
2 Kiwis
in *750 ml Wasser* homogenisiert.

ABENDS

150 g Kartoffelsalat
2 aufgeschnittene Tomaten
½ Bund Schnittlauch

Dazu: 2 Knäckebrote

SPÄTMAHLZEIT

1 Mango

13. Tag

FRÜHSTÜCK

Müsli
100 g Haferflocken
150 ml Kokosmilch
1 Apfel
5 Erdbeeren
10 Rosinen

Dazu: Kräutertee

VORMITTAGS

Kohlrabistäbchen
(geschälte rohe Kohlrabi, in Stäbchen geschnitten)

MITTAGS

150 g gegarter Wildreis
150 g buntes Paprikagemüse mit Zwiebeln

Für das Gemüse 1 Zwiebel in Fett andünsten, bunte Paprikastreifen dazugeben und leicht schmoren, mit etwas Tomatensaft ablöschen, salzen, pfeffern und mit Petersilie bestreuen.
Dazu: ½ l Tiroler Heilwasser

NACHMITTAGS

Mixgetränk
1 Banane
1 Apfel
1 Orange
1 Zitrone
3 entsteinte Datteln
in *750 ml Wasser* homogenisiert.

ABENDS

2 Scheiben Pumpernickel
Sojapaste
½ Bund Schnittlauch

Dazu: 250 ml Sojamilch

SPÄTMAHLZEIT

2 Mandarinen

14. Tag

FRÜHSTÜCK

3 Knäckebrote
10 g Butter
1 Scheibe magerer Schinken
1 Schale Preiselbeerkompott

Dazu: ½ l Kräutertee

VORMITTAGS

Mixgetränk
1 Banane
1 Apfel
1 Orange
1 Zitrone
3 entsteinte Datteln
in *750 ml Wasser* homogenisiert.

MITTAGS	*1 Zanderfilet mit Salz, Pfeffer und Zitronensaft* würzen, mit *Mehl* bestäuben und in *Butterschmalz* goldbraun braten.
Dazu:	*2 Pellkartoffeln* und Salat aus *2 aufgeschnittenen Tomaten* *½ Salatgurke* *Salz* *Pfeffer* *Oregano* *Essig* *Öl*

Dazu: ½ l Tiroler Heilwasser

NACHMITTAGS	Erdbeermilch
ABENDS	*2 Scheiben Pumpernickel* *Sojapaste* *4 gehackte Oliven* *1 EL gehackte Kapern*

Dazu: ½ l Birkenblätter-Kamillen-Schachtelhalm-Tee (zu gleichen Teilen gemischt)

SPÄTMAHLZEIT	*5 Cashewnüsse* *5 Paranüsse*

Am Ende dieser 14-Tages-Kur werden Sie bemerken, dass Sie geistig wendiger sind, denn Kreativität und Flexibilität werden gefördert. Durch diese Kost werden sowohl die körperliche, als auch die geistige Leistungsfähigkeit ungemein gestärkt, da kaum tierische Eiweißprodukte, die Verdauungsmüdigkeit hervorrufen, enthalten sind. So kann sich das geistige Potential innerhalb kurzer Zeit auf erstaunliche Weise entfalten.

Kurz- und Langzeitgedächtnis

Das *Kurzzeitgedächtnis* speichert Informationen – so Pschyrembels »Klinisches Wörterbuch«- oft nur für Sekunden. Wenn wir beispielsweise eine Telefonnummer nachlesen und sofort anwählen. Das funktioniert blitzschnell. Das *Langzeitgedächtnis* reicht oft Jahrzehnte zurück. Hier kann es ein bißchen dauern, bis eine Erinnerung aus dem Gedächtnis geholt wird. Das kennen wir alle: Ein Name fällt uns nicht ein. Das Gehirn sucht und sucht – und präsentiert manchmal das Ergebnis, wenn wir schon nicht mehr daran denken und mit ganz anderen Fragen beschäftigt sind. Gedächtnisstörungen haben oft krankhafte Ursachen. Auch Vitaminmangel kann die geistigen Leistungen beeinträchtigen.

Spezialdiät für zerstreute Professoren

Wir alle kennen Geschichten von zerstreuten Professoren, die auf ihrem Fachgebiet durch große Leistungen glänzen, aber im Alltag eher verwirrt wirken. Leider gilt das nicht nur für weltfremde Gelehrte – das ist ein alltägliches Phänomen. Plötzlich stellen wir fest: Unser Wissen, unsere beruflichen Kenntnisse sind Routine geworden und unverändert geblieben – aber anderswo tun sich Lücken auf. Manchmal vergessen wir Namen, die uns lange vertraut waren, oder Besorgungen, die wir uns fest vorgenommen hatten. Plötzlich ist da eine Leere – irgendetwas fällt uns nicht ein. Ein Wort liegt uns auf der Zunge, kommt uns aber partout nicht ins Gedächtnis. Daraus wird das, was man zerstreut nennt. »Er« – oder sie – »hatte ihren Kopf bei anderen Dingen«, heißt es dann. Aber so ist es nicht, denn solche Gedächtnislücken lassen oft Ernährungsmängel erkennen. Die Gedächtnisleistung lässt sich jedoch durch die richtige Diät verbessern, das heißt stärken. Sehen wir uns erst einmal ein paar berühmte Beispiele an:

Aus geschichtlichen Quellen ist bekannt, dass der weltberühmte britische Gelehrte Isaac Newton hauptsächlich von Eiern, Weißbrot, Schweinefleisch und Schwarztee lebte. Durch diese einseitige Ernährung konnte seine Spezialbegabung in Physik und Mathematik im Großen und Ganzen nicht negativ beeinflusst werden. Auffällig war jedoch sein Verhalten im Alltag. So soll es vorgekommen sein, dass er seine eierförmige Taschenuhr an einer Kette im siedenden Wasser hängen ließ, während er in der anderen

Hand ein Hühnerei hielt und versuchte, die Kochzeit davon abzulesen.

Seinem Freund Gottfried Wilhelm Leibniz, der auf mathematischem Gebiet ähnliche Leistungen vollbrachte und gleichzeitig der Begründer der Monadenlehre in der Philosophie war, erging es ähnlich. Die von ihm bevorzugte einseitige Kost aus Kartoffeln, Schweinefleisch, Käse, Eiern und Weißmehlprodukten hatte zwar keine Auswirkungen auf seinen genialen Geist, aber auf seine Alltagsfähigkeiten. Als Sechzigjähriger zog er hin und wieder seinen Pullover verkehrt herum an und stand manchmal um 22 Uhr auf, weil er glaubte, es sei schon früh am Morgen. Eine Analyse der Ernährungsgewohnheiten würde ergeben, dass in beiden Fällen offensichtlich der Cholesterinspiegel und die Leberwerte zu hoch waren, was die Gehirndurchblutung beeinträchtigte. Das ist kein unausweichliches Schicksal. Dagegen lässt sich etwas tun!

Ein bekannter Wiener Universitätsprofessor ernährte sich einseitig von Tee, Zwieback und Konserven. Da er alleinstehend war, war das für ihn persönlich eine »ideale« Ernährungsform. Trotzdem ließen sich sein Körper und Geist durch diese Ernährungsform nicht fortlaufend vergewaltigen. Sein Körper zeigte nach jahrzehntelanger Fehlernährung Herzschwäche sowie Herzrhythmusstörungen, und geistig stellten sich kurzzeitig Verwirrtheitszustände ein. Diese Zustände blieben den meisten Menschen in seiner Umgebung verborgen, jedoch kam es nach einem Vortrag vor der Akademie der Österreichischen Wissenschaften in Wien zu einem kleinen Zwischenfall. Nach dem Vortrag wurde er von drei Studentinnen begleitet. Da es ein warmer Sommertag war, wollten sie zu Fuß nach Hause gehen. Unterwegs blieb der Professor plötzlich stehen, schaute links und rechts herum und fragte dann: »Wo sind wir hier eigentlich? Mir kommt alles so fremd vor«. Eine Studentin kannte seine Adresse und sagte erstaunt: »Herr Professor, Sie stehen drei Meter von Ihrer Haustür entfernt!« Erst nach langem Nachdenken wurde dem Gelehrten bewusst, dass er wahrscheinlich wegen einer mangelhaften Gehirndurchblutung seine gewohnte Umgebung nicht erkannt hatte. Er zog daraus nicht die notwendigen Folgerungen für seine Ernährung und starb vier Jahre später in völliger geistiger Umnachtung in einem Wiener Altersheim an Morbus Alzheimer. Vielleicht wäre sein reger Geist imstande gewesen, einige Bücher mehr zu schreiben und einige Jahre länger zu unterrichten, wenn er sein Leben rechtzeitig umgestellt hätte. Das ist möglich, wie dieser Fall zeigt:

Ein hochrangiger schwedischer Wissenschaftler kam wegen Gedächtnisstörungen zu Dr. Hochenegg in Behandlung und klagte über Schwindelgefühle, Gleichgewichtsstörungen, vorübergehende Sehstörungen, Schwarzwerden vor den Augen und Ausfälle im Kurzzeitgedächtnis. Bei einer körperlichen Untersuchung wurden bedenkliche Blutfett- und andere Stoffwechselwerte entdeckt.*

Unser prominenter Gast konnte zwar noch Vorträge halten, wissenschaftliche Arbeiten schreiben und weltweit durch seine spektakulären Forschungsergebnisse Aufmerksamkeit erregen. Er scheiterte jedoch an den einfachsten Anforderungen des täglichen Lebens. Er brauchte jemanden zum Anziehen, er verwechselte Kleidungsstücke, er hatte Schwierigkeiten beim Essen – so griff er bei der Suppe manchmal zur Gabel statt zum Löffel.

---

* Für Fachleute unter unseren Lesern:
Bedenklich waren in diesem Fall folgende Werte: Cholesterin bei 320. Triglyceride 450. Der Gerinnungsfaktor Fibrinogen war auf 500 erhöht. Auch die Leberwerte lagen im obersten Grenzbereich. Harnstoffkonzentration 150 mg %. Ammoniak war deutlich erhöht und auch der Blutzucker lag im Mittelwert bei 250 mg %.

Durch eine genaue Mineralstoffanalyse, exakte Einstellung der Blutzuckerwerte, die richtige Diätplanung und durch eine strenge Korrektur seiner falschen Lebensgewohnheiten konnten die Ausfälle im Kurzzeitgedächtnis und seine vorübergehenden Verwirrtheitszustände in relativ kurzer Zeit korrigiert werden. Bereits eine Woche nach Einhalten unserer Spezialdiät hatte sich das Kurzzeitgedächtnis gebessert. Die Erfahrung zeigt also: Unser Ernährungsprogramm kann solche Verwirrtheitszustände im hohen Alter bessern oder verhindern.

Bei der Diätform, die wir nachstehend präsentieren, wird darauf Wert gelegt, dass die tägliche Aufnahme von Spurenelementen, Vitaminen und Mineralstoffen auf optimale Weise den Bedarf des menschlichen Körpers und des Gehirnstoffwechsels deckt. Die Obst- und Gemüsesorten werden so über den Tag verteilt, dass immer ideale Nährstoffverhältnisse vom Körper gut aufgenommen und verwertet werden können. Jede Pflanzensorte ist imstande, ganz bestimmte Mineralstoffe und Spurenelemente aus dem Boden aufzunehmen. Besonders reich an Spurenelementen, seltenen Wirkstoffen und Mineralien sind Pflanzen mit einem tiefreichenden Wurzelstock, sodass aus der Tiefe der Erde und der Humusschicht Nährstoffe aufgenommen werden können.

Das alles berücksichtigt unser Ernährungsplan. Von ihm können fast alle profitieren – probieren Sie es aus! Zuerst aber noch ein

Kleiner Test

Wie steht es um Ihre Konzentrationsfähigkeit? – Versuchen Sie doch einmal, auf einer Buchseite innerhalb einer Minute alle Buchstaben »E« anzustreichen. In dieser Zeit sollten Sie alle gefunden haben.

Falls Sie mehr als 3 Stück ausgelassen haben, ist Ihnen die Durchführung folgender Entgiftungs-Kur sehr zu empfehlen!

14-Tage-Kur für den Gehirnstoffwechsel und einen gesunden Körper

1. Tag

FRÜHSTÜCK

2 Scheiben Maiskernbrot
10 g Butter
50 g Magerquark, gewürzt mit Jodsalz, Pfeffer, Paprika und Frischkräutern (Schnittlauch, Dill, Petersilie)
5 frische Erdbeeren

Dazu: 1 Tasse Pfefferminztee

VORMITTAGS

1 Apfel
(Golden Delicious)

MITTAGS

Oliven-Seelachs
Für 2 Personen:
300 g Seelachsfilet
1 Zwiebel
1 Knoblauchzehe
100 g schwarze Oliven
1 EL Butter
½ Glas trockener Weißwein
Salz, Pfeffer

Zwiebel und Knoblauchzehe schälen und fein würfeln. Oliven abtropfen lassen. Butter in einem Topf erhitzen, Zwiebel- und Knoblauchwürfel darin andünsten. Seelachsfilet in fingerdicke Streifen schneiden und mit den

Oliven in den Topf geben. Weißwein angießen, mit Salz und Pfeffer würzen und zugedeckt 15 Minuten garen.
Dazu zwei Pellkartoffeln pro Person reichen.

Für den Salat

150 g Radicchio mit *Thymian,*
Salz, Pfeffer,
einer Handvoll Cashewkerne,
1 EL Sonnenblumenkernöl und
Saft einer halben Zitrone mischen.

Mixgetränk
1 Zitrone, 1 Banane und 2 Karotten
im Mixer mit *750 ml Wasser*
homogenisiert.

NACHMITTAGS

1 Glas Tiroler Heilwasser oder ein anderes Mineralwasser
1 Jonagold-Apfel und
1 Scheibe Leinsamenbrot

ABENDS

150 g Kresse mit fein geschnittener Petersilienwurzel,
Jodsalz, Pfeffer,
1 EL Sonnenblumenkernöl und
Zitronensaft mischen

Dazu: 1 Scheibe Leinsamenbrot mit Magerquark

Mixgetränk
1 Zitrone
1 Orange
1 Banane
1 Kiwi und 1 entsteinte rote Pflaume
mit *750 ml Wasser* homogenisiert.

SPÄTMAHLZEIT | *1 Karambole (Sternfrucht)*
1 Handvoll Pistazien

Dazu: 300 ml Tiroler Heilwasser oder anderes Mineralwasser

2. Tag

FRÜHSTÜCK | *1 Scheibe Holzofenbrot*
10 g Butter
1 Scheibe magerer Schinken
1 französischer Renette-Apfel (ersatzweise andere Sorte)

Dazu: 1 Tasse Ginsengtee

VORMITTAGS | *1 Renetteapfel (ersatzweise andere Apfelsorte)*

MITTAGS | *100 g Frischkäse*
2 Pellkartoffeln
100 g Gurke, aufgeschnitten
150 g Romanasalat, mit Liebstöckel und
1 EL Sonnenblumenkernöl gemischt

Mixgetränk
1 Zitrone
1 Banane
1 Orange und
1 Kiwi
mit *750 ml Wasser* homogenisiert.

NACHMITTAGS

10 Sauerkirschen
1 Scheibe Pumpernickel

Dazu: 1 Glas Römerquelle Mineralwasser

ABENDS

1 Truthahnschnitzel (etwa 150 g)
Mit *Kräutersalz* und *Pfeffer* würzen.
Auf jeder Seite 3–5 Minuten
in *etwas Öl* braten.
150 g Brunnenkresse mit fein geschnittenem Portulak und 1 EL Maiskeimöl, etwas Zitrone, Salz und Pfeffer mischen

Mixgetränk
1 Zitrone
1 Banane und
5 entkernte Kirschen
in *750 ml Wasser* homogenisiert.

SPÄTMAHLZEIT

5 Datteln und 2 Walnüsse

Dazu: 300 ml Mineralwasser

3. Tag

FRÜHSTÜCK

2 Scheiben Naturkräuterbrot (Lavelozbrot, siehe Bezugsquellen Seite 243)
1 Scheibe magerer Schinken
2 kleine Orangen

Dazu: 1 Tasse Schwarztee

VORMITTAGS — *½ Grapefruit*

MITTAGS — *100 g Emmentaler*
200 g Zucchini, gedünstet
2 Pellkartoffeln
150 Eichblattsalat, mit frischem Salbei, Salz, Pfeffer und
1 EL Walnussöl gemischt

Mixgetränk
1 Zitrone
1 Banane
1 Orange
1 Kiwi und 1 Babaco
mit *750 ml Wasser* homogenisiert.

NACHMITTAGS — *1 Mandarine*
1 Scheibe Dinkelbrot

Dazu: 1 Glas Tiroler Heilwasser oder anderes Mineralwasser

ABENDS — *1 Hühnerschenkel,*
gesalzen und gepfeffert in etwas Butter anbraten, mit Weißwein ablöschen und fertig garon.
200 g Brennessel- oder Pflücksalat,
mit *etwas Salbei, Salz, Pfeffer, Zitronensaft* und
1 EL Olivenöl gemischt

Mixgetränk — *1 Zitrone*
1 Banane
und 2 Karotten
in *750 ml Wasser* homogenisiert.

SPÄTMAHLZEIT

1 aufgeschnittene Tomate
1 Handvoll Cashewkerne

Dazu: 300 ml Tiroler Heilwasser oder anderes Mineralwasser

4. Tag

FRÜHSTÜCK

3 Scheiben Knäckebrot
10 g Butter
2 Scheiben Grapefruit

Dazu: 1 Tasse Brennesseltee

VORMITTAGS

2 kleine Cox-Orange-Äpfel

MITTAGS

100 g magerer Käse
200 g Radieschen,
fein aufgeschnitten
150 g Kopfsalat, mit etwas Salbei,
Salz, Pfeffer, Zitronensaft und
1 EL Maiskeimöl angemacht

Mixgetränk
1 Zitrone
1 Banane
1 Orange
1 Kiwi
mit *750 ml Wasser* homogenisiert.

NACHMITTAGS

1 Apfel
1 Scheibe Maiskernbrot

Dazu: 1 Glas Tiroler Heilwasser

ABENDS

200 g Brennessel- oder Pflücksalat, mit etwas Pfefferminze, Salz, Pfeffer, Zitronensaft und
1 EL Distelöl angemacht

Mixgetränk
1 Zitrone
1 Banane und
1 Apfel
mit *750 ml Wasser* homogenisiert.

SPÄTMAHLZEIT

1 Satsuma
5 ungeröstete Mandeln

Dazu: 300 ml Römerquelle Mineralwasser

5. Tag

FRÜHSTÜCK

2 Scheiben Roggenkernbrot
10 g Butter
1 Scheibe magerer Schinken
1 Handvoll Weintrauben

Dazu: 1 Tasse Schwarztee

VORMITTAGS

1 Apfel

MITTAGS

100 g Gorgonzola
200 g Cocktailtomaten
150 g Mangold, mit Thymian, Salz, Pfeffer und
1 EL Erdnussöl
als Salat mischen oder gar dünsten.

Mixgetränk
1 Zitrone
1 Banane
1 Orange
1 Kiwi und
1 Kaki- oder Sharonfrucht
mit *750 ml Wasser*
homogenisiert.

NACHMITTAGS

1 Nashi
1 Scheibe Leinsamenbrot

Dazu: 1 Glas Römerquelle Mineralwasser

ABENDS

1 kleines Kalbschnitzel, gegrillt
200 g Kopfsalat, mit Zitronengras
Salz, Peffer und
1 EL Maiskeimöl gemischt.

Mixgetränk
1 Zitrone
1 Banane und
1 Handvoll schwarze Johannisbeeren
mit *750 ml Wasser*
homogenisiert.

SPÄTMAHLZEIT

5 Macadamianüsse
3 Datteln

Dazu: 300 ml Mineralwasser

6. Tag

FRÜHSTÜCK	*2 Scheiben Maiskernbrot* *10 g Butter* *2 Scheiben Emmentaler* *1 Zimtapfel*

Dazu: 1 Tasse Brennesseltee

VORMITTAGS	*1 Pomelo*
MITTAGS	*200 g Broccoli, in etwas Butter gedünstet, Salz, Pfeffer, geriebenen Emmentaler darüberstreuen*
Dazu:	*2 Pellkartoffeln und* *150 g grüner Salat, mit wildem Majoran (Dost, Oregano),* *1 EL Leinsamenöl,* *Salz, Pfeffer* *und etwas Zitronensaft angemacht.*
	Mixgetränk *1 Zitrone* *1 Banane* *1 Orange* *1 Kiwi* *5 entsteinte Herzkirschen* mit *750 ml Wasser* homogenisiert.
NACHMITTAGS	*1 Handvoll Rosinen* *1 Scheibe Roggenbrot*

Dazu: 1 Glas Tiroler Heilwasser oder anderes Mineralwasser

ABENDS

200 g Blattsalat, mit *Weizensprossen, Salz, Pfeffer, Zitronensaft* und
1 EL Rapsöl gemischt

Mixgetränk
1 Zitrone
1 Banane
1 Guave
mit *750 ml Wasser* homogenisiert.

SPÄTMAHLZEIT

1 Clementine
3 Walnüsse

Dazu: 300 ml Tiroler Heilwasser oder anderes Mineralwasser

7. Tag

FRÜHSTÜCK

2 Scheiben Holzofenbrot
10 g Butter
1 Scheibe magerer Schinken
5 Litschis

Dazu: 1 Tasse Brennesseltee

VORMITTAGS

1 Papaya

MITTAGS

100 g Tilsiter Käse
2 Pellkartoffeln
1 Frühlingszwiebel, aufgeschnitten
150 g Römersalat, mit Senfsprossen, Salz, Pfeffer, Zitronensaft und
1 EL Olivenöl angemacht

Mixgetränk
1 Zitrone
1 Banane
1 Orange
1 Kiwi
1 entsteinte Zwetschge
mit *750 ml Wasser* homogenisiert.

NACHMITTAGS

2 Pflaumen
1 Stück Dinkelbrot

Dazu: 1 Glas Römerquelle Mineralwasser

ABENDS

150 g Frühlingsquark
200 g Gartenkresse,
mit 100 g geschnittenen Gurken,
Salz, Pfeffer,
Zitronensaft
und 1 EL Rapsöl gemischt

Dazu: 1 Scheibe Brot

Mixgetränk
1 Zitrone
1 Banane
5 entsteinte Kirschen
mit *750 ml Wasser* homogenisiert.

SPÄTMAHLZEIT

1 James-Grieve-Apfel
(oder andere Sorte)
5 Erdnüsse

Dazu: 300 ml Römerquelle Mineralwasser

8. Tag

FRÜHSTÜCK

3 Scheiben Pumpernickel
10 g Butter
50 g Magerquark, angemacht mit Salz, Pfeffer und Frischkräutern
3 Litschis

Dazu: 1 Tasse grüner Tee

VORMITTAGS

1 Schale Kulturheidelbeeren

MITTAGS

100 g Hüttenkäse
200 g Zuckererbsen, in etwas Butter gedünstet, mit Salz und Pfeffer gewürzt
Dazu: *2 Pellkartoffeln*
Für den Salat:
150 g Radicchio rosso, mit Minze, Salz, Pfeffer, Zitronensaft und 1 EL Leinsamenöl gemischt

Mixgetränk
1 Zitrone
1 Banane
1 Orange
1 Kiwi und
3 entsteinte Kirschen
mit *750 ml Wasser* homogenisiert.

NACHMITTAGS

1 Ontarioapfel (oder andere Sorte)
1 Scheibe Pumpernickel

Dazu: 1 Glas Mineralwasser

ABENDS

1 Matjesfilet
1 Pellkartoffel
200 g Endivie mit fein geschnittener Ingwerwurzel,
Salz, Pfeffer und
1 EL Rapsöl gemischt

Mixgetränk
1 Zitrone
1 Banane
2 Karotten
mit *750 ml Wasser*
homogenisiert.

SPÄTMAHLZEIT

1 Papaya
½ Kokosnuss

Dazu: 300 ml Römerquelle Mineralwasser

9. Tag

FRÜHSTÜCK

2 Scheiben Dinkelbrot
10 g Butter
2 Scheiben magerer Schnittkäse
2 Spalten Honigmelone

Dazu: 1 Tasse grüner Tee

VORMITTAGS

1 Apfel

MITTAGS

150 g Kalbsleber, gegrillt
200 g Spinat, in Butter gedünstet
2 Pellkartoffeln

150 g Batavia-Salat, mit fein geschnittener Pastinake, 1 EL Ernussöl, Salz, Pfeffer und etwas Zitronensaft gemischt

Mixgetränk
1 Zitrone
1 Banane
1 Orange
1 Kiwi und
1 entsteinte Dattel
mit *750 ml Wasser*
homogenisiert.

NACHMITTAGS

5 Erdbeeren
1 Scheibe Roggenkernbrot
1 Glas Römerquelle Mineralwasser

ABENDS

200 g Kopfsalat, mit *Senfsprossen, 1 EL Distelöl, Salz, Pfeffer* und *etwas Zitronensaft* gemischt.

Mixgetränk
1 Zitrone
1 Banane
10 Kulturheidelbeeren
mit *750 ml Wasser*
homogenisiert.

SPÄTMAHLZEIT

5 Litschis
5 Macadamianüsse

Dazu: 300 ml Mineralwasser

10. Tag:

FRÜHSTÜCK

2 Scheiben Naturkräuterbrot
(Lavelozbrot, siehe Bezugsquellen, Seite 243)
10 g Butter
1 Scheibe magerer Schinken
2 Stück frische Ananas

Dazu: 1 Tasse Pfefferminztee

VORMITTAGS

½ Mango

MITTAGS

1 Schollenfilet mit
100 g frischem Krabbenfleisch
Das Filet *salzen, pfeffern,*
in *etwas Mehl* wälzen und in *Butter*
je 3 Minuten auf beiden Seiten braten.
Mit dem *Krabbenfleisch* bestreuen.
150 g Chicorée mit *Thai-Ingwer,*
Salz, Pfeffer, Zitronensaft
und *1 EL Maiskeimöl* mischen.

Mixgetränk
1 Zitrone
1 Banane
1 Orange
1 Kiwi und
2 frische Feigen
mit *750 ml Wasser*
homogenisiert.

NACHMITTAGS | *1 Scheibe Landbrot*
3 blaue Pflaumen

Dazu: 1 Glas Römerquelle Mineralwasser

ABENDS | *200 g krause Endivie,*
mit *Guinea-Pfeffer (Paradieskörnern),*
Salz, Zitronensaft und
1 EL Raspsöl angemacht.

Mixgetränk
1 Zitrone
1 Banane und
2 Aprikosen (entsteint)
mit *750 ml Wasser*
homogenisiert.

SPÄTMAHLZEIT | *3 Scheiben frische Ananas*

Dazu: 300 ml Römerquelle Mineralwasser

11. Tag

FRÜHSTÜCK | *2 Scheiben Leinsamenbrot*
10 g Butter
2 Scheiben magerer Schnittkäse
3 Litschis

Dazu: 1 Tasse Brennesseltee

VORMITTAGS | *5 Erdbeeren*

MITTAGS

100 g Bergkäse
200 g gedünstete Erbsen,
mit Salz und Pfeffer gewürzt.
Dazu *100 g gekochter Wildreis*
150 g Eisbergsalat,
mit Schnittlauch, Salz, Pfeffer,
etwas Zitronensaft und
1 EL Erdnussöl angemacht.

Mixgetränk
1 Zitrone
1 Banane
1Orange
1 Kiwi
1Handvoll Preiselbeeren
mit *750 ml Wasser* homogenisiert.

NACHMITTAGS

1 Apfel
1 Stück Naturkräuterbrot
(Laveloz-Brot, siehe Bezugsquellen
Seite 243)

Dazu: 1 Glas Mineralwasser

ABENDS

200 g krause Endivie mit Salbei,
Salz, Pfeffer, etwas Zitronensaft
und 1 EL Distelöl mischen

Mixgetränk
1 Zitrone
1 Banane
1 Birne (gute Luise)
mit *750 ml Wasser* homogenisiert.

SPÄTMAHLZEIT

1 kleine Melone
5 Macadamianüsse

Dazu: 300 ml Mineralwasser

12. Tag

FRÜHSTÜCK

2 Scheiben Roggenbrot
10 g Butter
1 Scheibe Mortadella
2 Stück Honigmelone

Dazu: 1 Tasse grüner Tee

VORMITTAGS

2 kleine Äpfel

MITTAGS

1 Hühnerschnitzel,
gesalzen, gepfeffert und
in etwas Butter gedünstet
200 g Tomaten, aufgeschnitten
150 g Endivie, mit fein geschnittenem
Portulak, Salz, Pfeffer,
etwas Zitronensaft und 1 EL Rapsöl
angemacht.

Mixgetränk
1 Zitrone
1 Banane
1 Orange
1 Kiwi
1 Boskopapfel
mit *750 ml Wasser* homogenisiert.

NACHMITTAGS

1 Papaya
1 Scheibe Roggenbrot

Dazu: 1 Glas Mineralwasser

ABENDS

2 Matjesfilets
2 Pellkartoffeln
200 g Eichblattsalat,
mit *fein geschnittener Pastinake,*
Salz, Pfeffer, etwas Zitronensaft
und *1 EL Rapsöl* gemischt.

Mixgetränk
1 Zitrone
1 Banane
1 Birne
mit *750 ml Wasser* homogenisiert.

SPÄTMAHLZEIT

1 Avocado mit etwas Zitronensaft
5 Macadamianüsse

Dazu: 300 ml Römerquelle Mineralwasser

13. Tag

FRÜHSTÜCK

3 Scheiben Knäckebrot
10 g Butter
1 Gravensteiner Apfel

Dazu: 1 Tasse grüner Tee

VORMITTAGS

1 Papaya

MITTAGS	*200 g Blattspinat*, in *etwas Öl* gedünstet, *Salz, Pfeffer* und *etwas Parmesan* darüber gestreut *2 Spiegeleier* *150 g Kopfsalat*, mit *Chilischoten, Salz, Pfeffer, etwas Zitronensaft, 1 EL Sonnenblumenkernöl* gemischt
	Mixgetränk *1 Zitrone* *1 Banane* *1 Kiwi* mit *750 ml Wasser* homogenisiert.
NACHMITTAGS	*1 Guave* *1 Scheibe Roggenbrot*

Dazu: 1 Glas Mineralwasser

ABENDS	*200 g gedünsteter Mangold*, mit *Minze* und *1 EL Sonnenblumenkernöl* gemischt *2 Pellkartoffeln*
	Mixgetränk *1 Zitrone* *1 Banane* *2 Feigen* mit *750 ml Wasser* homogenisiert.
SPÄTMAHLZEIT	*1 Karambole (Sternfrucht)* *3 Walnüsse*

Dazu: 300 ml Mineralwasser

14. Tag

FRÜHSTÜCK

3 Scheiben Knäckebrot
10 g Butter
1 Jonathanapfel

Dazu: 1 Tasse grüner Tee

VORMITTAGS

1 Mango

MITTAGS

1 Schellfischkotelett
Den Fisch waschen, mit Küchenpapier trockentupfen, mit *Zitronensaft* beträufeln, *salzen und pfeffern.* Ganz leicht mit *Mehl* bestäuben und in heißem *Öl* von beiden Seiten etwa 10 Minuten braten.
Dazu: *2 Pellkartoffeln* und *150 g Chicorée,* mit *Thymian, Salz, Pfeffer, etwas Zitronensaft* und *1 EL Walnussöl* gemischt.

Mixgetränk
1 Zitrone
1 Banane
1 Orange
1 Kiwi und
5 entsteinte Sauerkirschen
in *750 ml Wasser* homogenisiert.

NACHMITTAGS

1 Guave
1 Scheibe Roggenkernbrot

Dazu: 1 Glas Tiroler Heilwasser

ABENDS

200 g Kresse, mit *fein geschnittenem Thai-Ingwer, Salz Pfeffer* und *1 EL Maiskeimöl* angemacht.

Mixgetränk
1 Zitrone
1 Banane
1 Birne
mit 750 ml Wasser homogenisiert.

SPÄTMAHLZEIT

1 Jonagoldapfel
5 Macadamianüsse

Dazu: 300 ml Mineralwasser

Damit Sie sich besser konzentrieren können...

Wir alle müssen dauernd Neues lernen. Das verlangen der Beruf und das sich ständig wandelnde Wissen. Denken Sie nur an die Computerei! So kommen in unserem Leben immer wieder Zeitabschnitte des Lernens, der besonderen Anspannung – und das oft im Wettbewerb mit Kollegen. Folgende 14-Tage-Kur kann helfen, die Konzentrations- und Kombinationsfähigkeit, die geistige Wendigkeit und Flexibilität zu stärken.

Diese Kur regt den Hirnstoffwechsel an, fehlende Mineralstoffe und Spurenelemente werden ergänzt, wodurch die geistige Beweglichkeit sich deutlich bessert. Hier ein

Kleiner Test

Wie stehts mit Ihrer Konzentrationsfähigkeit? Prüfen Sie sich selbst – mit diesem Test:

Schreiben Sie innerhalb einer Minute Wörter auf, die im Wortinneren die Silben -tiger- enthalten, z. B.: Allmächtiger, einseitiger, vielseitiger, saftiger... Wörter wie Diabetiker oder Heilpraktiker werden nicht gezählt. Wenn Sie mehr als 10 Wörter/Minute herausfinden, ist das ausgezeichnet, unter 5 Wörtern/Minute ist das Ergebnis mangelhaft. In diesem Fall sollten Sie unbedingt die nachstehende Diät durchführen.

14-Tage-Kur zur Stärkung der Konzentrations- und Kombinationsfähigkeit

1. Tag

FRÜHSTÜCK

100 g Haferflocken mit *etwas Milch, 50 g zerkleinerten Walnüssen und 1 geriebenen Apfel* zu einem Müsli vermischen.
Außerdem: *3 Scheiben Pumpernickel* mit *Sojapaste und Zwiebelringen*

Dazu: 2 Tassen Tee aus Kamille, Pfefferminze, Birkenblättern und Schachtelhalm, zu gleichen Teilen gemischt.

VORMITTAGS

Mixgetränk
1 Banane
1 Zitrone
2 Kiwis
1 Orange
1 Apfel
mit *750 ml Wasser* homogenisiert.

MITTAGS

Lachsfilet
150 g Lachsfilet waschen und trockentupfen. Mit *Zitronensaft* beträufeln, mit *Pfeffer und Salz* würzen,

10 Minuten marinieren. *Öl* in einer Pfanne erhitzen. Das Filet auf der Hautseite 5–7 Minuten bei mittlerer Hitze goldbraun

braten. Aus der Pfanne nehmen und mit der Hautseite nach oben im vorgeheizten Backofen bei 200 Grad C, auf der 2. Einschubleiste von unten, 4–5 Minuten nachgaren.

Dazu: *3 Pellkartoffeln* und folgender

Gemischter Salat
1 Kopf Eisbergsalat
3 aufgeschnittene Tomaten
1 kleine rote Zwiebel
1 Bund Radieschen
Saft von ½ Zitrone
2 säuerliche Äpfel, aufgeschnitten
2 EL OLivenöl, 1 TL Balsamicoessig
Majoran
½ TL gemahlener Kümmel
Pfeffer aus der Mühle
½ Bund Schnittlauch
½ Bund Petersilie zum Garnieren

Aus allen Zutaten einen bunten Salat mischen.

NACHMITTAGS
5 Paranüsse
2 Mandarinen

ABENDS
1 Avocado, in Scheiben geschnitten und mit Zitronensaft beträufelt, gesalzen und gepfeffert
100 g Pinienkerne
1 Apfel, 1 Birne, 1 Orange

Dazu: ½ l Tiroler Heilwasser oder anderes Mineralwasser

SPÄTMAHLZEIT
1 Mango

2. Tag

FRÜHSTÜCK	*3 Knäckebrote* *20 g Halbfettmargarine* *50 g Luzernensprossen*

Dazu: 1 Tasse Hagebuttentee

VORMITTAGS	**Mixgetränk** *1 Banane* *1 Orange* *1 Apfel* *2 Kiwis* *3 entkernte Datteln* in *750 ml Wasser* homogenisiert.
MITTAGS	*100 g gegarter Wildreis* *100 g gedünsteter Blumenkohl* *100 g gedünsteter Zuckermais*

Dazu: ½ l Tiroler Heilwasser

NACHMITTAGS	*Kohlrabistäbchen* (geschälter roher Kohlrabi, in Stäbchen geschnitten)
ABENDS	*2 Scheiben Pumpernickel* *Sojapaste* *5 Radieschen*

Dazu: 2 Tassen Kräutertee

SPÄTMAHLZEIT	*2 Mandarinen*

3. Tag

FRÜHSTÜCK

100 g Haferflocken, mit
150 ml Sojamilch gemischt
½ Banane
10 Rosinen
50 g Nüsse

Dazu: 2 Tassen Matetee

VORMITTAGS

150 g weißer Rettich

MITTAGS

Schellfischkotelett in Sauerampfersauce

Für 2–3 Personen:
4 Schellfischkoteletts à 150 g
1 TL Zitronensaft
Salz
10 g Mehl
20 g Pflanzenöl
10 g Butter

Für die Sauerampfersauce:
0,5 l Fischfond (aus dem Glas) oder Gemüsebrühe
1 Schuß Weißwein
Salz
weißer Pfeffer aus der Mühle
20 g Staudensellerie in feinen Würfeln
20 g rote Paprikaschote in feinen Würfeln
10 g Butter
1–2 TL heller Saucenbinder
1 Handvoll junger Sauerampfer

Den Fischfond oder die Brühe in etwa 15 Minuten auf die Hälfte einkochen lassen. Den Wein zugießen, salzen, pfeffern und erneut in etwa 10 Minuten auf 0,25 l einkochen. Die Sauce durch ein feines Sieb gießen. Die Sellerie- und Paprikawürfel in der heißen Butter 2 Minuten anschwitzen, zusammen mit dem Saucenbinder in die Sauce rühren und 1 Minute kochen. Den Sauerampfer waschen, die Blätter in feine Streifen schneiden und zuletzt zur Sauce geben. Abschmecken.
Die Fischkoteletts waschen, mit Küchenpapier trockentupfen, mit Zitronensaft beträufeln und würzen. Ganz leicht mit Mehl bestäuben und im heißen Öl von beiden Seiten 10 Minuten braten. In der letzten Minute des Bratvorganges das Bratöl abgießen, die Butter zugeben, die Koteletts darin einmal umdrehen und fertig braten. Auf einer vorgewärmten Platte anrichten.

Dazu *2 Pellkartoffeln* pro Person und folgenden Salat servieren:

Bunter Salat
1 Kopfsalat
2 aufgeschnittene Tomaten
1 geraspelte Möhre
1 grüne Paprikaschote
Zwiebelringe
Salz, Pfeffer
Essig, Öl

NACHMITTAGS

Mixgetränk
1 Banane
2 Äpfel
2 Kiwis
in *750 ml Wasser* homogenisiert

ABENDS

Gemüsesuppe

Für 1–2 Personen:

400 g frisches Gemüse
1 mehlig kochende große Kartoffel
20 g Butter
½ l Gemüsebrühe
Salz, frisch gemahlener Pfeffer
1 Eigelb, frisch gehackte Kräuter
etwas Sahne

Das Gemüse klein schneiden und in Butter andünsten, die Gemüsebrühe zugießen, mit Salz und Pfeffer würzen. Je nach Gemüseart 5 bis 20 Minuten köcheln lassen. Dann mit einem Stabmixer fein pürieren, eventuell mit etwas Gemüsebrühe verdünnen und mit Sahne verfeinern. Frisch gehackte Kräuter unterziehen.

Dazu: 3 Scheiben Knäckebrot

SPÄTMAHLZEIT

10 Pistazienkerne
3 Paranüsse

4. Tag

FRÜHSTÜCK

100 g Haferflocken mit
100 ml Kokosmilch mischen
100 g Waldbeeren und
1 EL Waldhonig darunter heben

Dazu: 1 Tasse Hagebuttentee

VORMITTAGS

5 Radieschen

MITTAGS	*2 Soja-Bratlinge (aus dem Reformhaus)* *1 Endiviensalat* *2 gehackte Knoblauchzehen* *Salz* *Essig* *Öl*
NACHMITTAGS	**Mixgetränk** *1 Banane* *1 Orange* *1 Apfel* *1 Zitrone* mit 750 ml Wasser homogenisiert.
ABENDS	*150 g Kartoffelpüree* *(mit Sojamilch zubereitet)* *150 g gedünstete Karotten* *2 EL gehackte Petersilie*
SPÄTMAHLZEIT	*1 Mango*

5. Tag

FRÜHSTÜCK	*100 g Haferflocken* mit *150 ml Sojamilch* mischen *10 Erdbeeren* und *10 Rosinen* darunter heben

Dazu: ½ l Kräutertee

VORMITTAGS	*1 Orange*

MITTAGS | *100 g gegarter Wildreis*
150 g gedünsteter Broccoli
50 g Pinienkerne

Dazu: ½ l Tiroler Heilwasser

NACHMITTAGS | **Mixgetränk**
1 Banane
5 entkernte Datteln
3 Kiwis
1 Zitrone
mit *750 ml Wasser* homogenisiert

ABENDS | *2 Scheiben Pumpernickel*
10 g Butter
2 Scheiben magerer Schinken
2 aufgeschnittene Tomaten
10 Zwiebelringe

Dazu: ½ l Kamillen-Brennessel-Tee (zu gleichen Teilen gemischt)

SPÄTMAHLZEIT | *10 Erdnüsse*
3 Cashewkerne

6. Tag

FRÜHSTÜCK | *3 Knäckebrote*
20 g Halbfettmargarine
Waldhonig

Dazu: ½ l Matetee

VORMITTAGS

Mixgetränk
1 Banane
3 Äpfel
mit *750 ml Wasser* homogenisiert.

MITTAGS

Zucchini und Tofu mit Dill-Vinaigrette
Für 2 Personen:
1 Päckchen Tofu
150 g junge Zucchini
1 Bund Dill
1 vollreife Tomate
Für die Vinaigrette:
weiße Pfefferkörner
1 EL Weinessig
2 EL Zitronensaft
Salz
2 EL Olivenöl
1 EL kleine Kapern

Den Tofu abtropfen lassen und einmal längs halbieren. Die Hälften dann mit einem scharfen Messer mit dünner Klinge in hauchdünne Scheiben schneiden. Die Zucchini waschen und vom Stiel und den Blütenansätzen befreien. Längs in sehr dünne Scheiben teilen. Die Tofu- und Zucchinischeiben dekorativ auf einem großen Teller anrichten. Den Dill waschen, trocknen und ohne die Stiele fein hacken. Die Tomate waschen, abtrocknen und sehr klein würfeln.
Für die Vinaigrette die Pfefferkörner auf ein Holzbrett geben und mit der Klinge eines breiten Messers (oder im Mörser) zerdrücken. Den Essig mit Zitronensaft und Salz verrühren. Das Öl nach und nach unterschlagen. Dill, Tomatenwürfel, die zerdrückten Pfefferkörner und die Kapern untermischen. Die Sauce eventuell noch mit etwas Salz abschmecken. Die

Dill-Vinaigrette über Tofu- und Zucchinischeiben verteilen und servieren.
Dazu *3 Pellkartoffeln* pro Person reichen.

NACHMITTAGS | *Kohlrabistäbchen* (rohe, geschälte Kohlrabi, in Stäbchen geschnitten)

ABENDESSEN | *2 Pumpernickel*
Sojapaste
1 rote Paprikaschote

Dazu: ½ l Tiroler Heilwasser

SPÄTMAHLZEIT | *2 Mandarinen*

7. Tag

FRÜHSTÜCK | *2 Scheiben Pumpernickel*
20 g Halbfettmargarine
Quittengelee

Dazu: ½ l Matetee

VORMITTAGS | *1 Banane*

MITTAGS | *100 g gegarter Wildreis*
200 g Paprikagemüse

Dafür *1 Zwiebel* andünsten, Paprika in Streifen zufügen, 5–10 Minuten schmoren, mit *etwas Tomatensaft* ablöschen, *salzen, pfeffern* und mit *Petersilie* bestreuen.
Dazu: ½ l Tiroler Heilwasser

NACHMITTAGS

Mixgetränk
1 Banane
1 Orange
1 Apfel
1 Kiwi
mit 750 ml Wasser homogenisiert.

ABENDS

½ Eisbergsalat
1 Frühlingszwiebel
2 aufgeschnittene Tomaten
1 gelbe Paprikaschote
Salz, Pfeffer
Essig, Öl

Alle Zutaten zu einem bunten Salat mischen.
Dazu: 2 Knäckebrote

SPÄTMAHLZEIT

100 g frische Ananasstückchen

8. Tag

FRÜHSTÜCK

Müsli aus
100 g Haferflocken
150 ml Kokosmilch
70 g gehackten Nüssen
15 Rosinen

VORMITTAGS

1 Glas Apfel-Karotten-Saft

MITTAGS

Buntes Putensteak
Für 2 Personen:
2 Putensteaks à 125 g
125 g kleine Zwiebeln

1 Paprikaschote
1 kleine Dose Champignons
Salz , Pfeffer
1–2 EL Pflanzenöl
200 g kleine Tomaten
2 EL Sherry

Zwiebeln schälen und halbieren oder vierteln. Paprika putzen, waschen, in Streifen schneiden. Champignons abgießen, große halbieren. Die Putensteaks salzen und pfeffern, 3 Minuten in Öl anbraten, dann wenden. Zwiebeln und Paprika dazugeben, kurz mitdünsten. Salzen und nach Bedarf einen Schuß Wasser zufügen. Die Steaks ab und zu wenden. Nach 10 Minuten herausnehmen und warm stellen. Nun die überbrühten, abgezogenen Tomaten und die Champignons dazugeben, noch fünf Minuten mitschmoren. Das fertige Gemüse mit Salz, Pfeffer und Sherry abschmecken.

Dazu Salat aus:

½ Salatgurke
1 Tomate
Salz, Pfeffer
Oregano

NACHMITTAGS

1 Papaya

ABENDS

2 Scheiben Pumpernickel
Sojapaste
6 gehackte Oliven
1 gehackte Knoblauchzehe

Dazu: ½ l Ginseng-Ingwer-Kamillen-Tee (zu gleichen Teilen gemischt)

SPÄTMAHLZEIT

1 Mandarine
10 Erdnüsse

9. Tag

FRÜHSTÜCK

Müsli aus
100 g Haferflocken
etwas Milch
1 geriebenen Apfel
10 Rosinen

Dazu: 2 Knäckebrote *mit 10 g Butter und etwas Quittengelee* und 2 Tassen Tee aus Pfefferminze, Birkenblättern und Schachtelhalm, zu gleichen Teilen gemischt

VORMITTAGS

Mixgetränk
1 Banane
1 Zitrone
2 Möhren
1 Kiwi
1 Apfel
in *750 ml Wasser* homogenisiert.

MITTAGS

Ungarisches Seelachsgulasch
200 g Seelachsfilet
1 Zitrone, Salz
1 EL Edelsüßpaprika
2 Zwiebeln
3 Tomaten
etwas Mehl
1–2 EL Öl

Das Seelachsfilet in 3 cm große Würfel schneiden, mit Zitronensaft beträufeln, mit Salz und Paprika bestreuen, eine Zeitlang ruhen lassen. Inzwischen in Scheiben geschnittene Zwiebeln, enthäutete, entkernte und geschnittene Tomaten in Öl goldgelb schmoren, leicht mit Mehl bestäuben, mit einer Tasse Wasser auffüllen, durchschlagen und den marinierten Fisch hinzugeben. Zugedeckt auf kleiner Flamme garen.
Dazu *150 gegarten Wildreis* reichen.

NACHMITTAGS — *1 Mango*

ABENDS — *2 Scheiben Pumpernickel*
10 g Butter
Sojapaste
5 Radieschen

Dazu: 2 Tassen Kräutertee

SPÄTMAHLZEIT — *2 Clementinen*

10. Tag

FRÜHSTÜCK — Für das Müsli
100 g Haferflocken mit
150 ml Sojamilch mischen
½ Banane, 10 Rosinen und
50 g Nüsse darunter heben

VORMITTAGS — *2 kleine Orangen*

MITTAGS

Dorschfilet nach norwegischer Art

Für 2 Personen:

2 Portionen Dorschfilet
1 Zitrone
Salz
2 TL Edelsüßpaprika
einige Sardellen
Öl zum Braten
2 TL deutscher Kaviar
1 TL Kapern

Den backfertigen Dorsch mit Zitronensaft beträufeln, salzen und mit Paprika bestreuen. Ruhen lassen und in heißem Öl braten. Abgetropft anrichten, mit Sardellen kreuzweise belegen, mit Kaviar und Kapern garnieren.
Dazu *2 Pellkartoffeln* pro Person servieren.

NACHMITTAGS

Mixgetränk

1 Banane
5 entkernte Datteln
2 Kiwis
1 Zitrone
mit *750 ml Wasser* homogenisiert.

ABENDS

2 Scheiben Pumpernickel
10 g Butter
5 Radieschen
1 aufgeschnittene Tomate
5 Zwiebelringe

Dazu: Kräutertee

SPÄTMAHLZEIT

5 Erdnüsse
5 Cashewkerne
1 Mandarine

11. Tag

FRÜHSTÜCK

3 Knäckebrote
10 g Butter
Waldhonig

Dazu: 2 Tassen Matetee

VORMITTAGS

Mixgetränk
1 Banane
2 Karotten
1 Zitrone
mit 750 ml Wasser homogenisiert.

MITTAGS

Rotbarbenfilets mit Fenchel
Für 1–2 Personen:
3 Rotbarbenfilets
1 Knolle Fenchel, in sehr feine Würfel geschnitten
Saft von ½ Limette
feines Meersalz
schwarzer Pfeffer aus der Mühle
Olivenöl

Fenchelwürfelchen, Fenchelkraut, Limettensaft, Meersalz und schwarzen Pfeffer auf die Filets verteilen. Das Olivenöl darübergießen. Mindestens 30 Minuten ziehen lassen. Ab und zu wenden. Marinadenöl in einer Bratpfanne bei mittlerer Temperatur erhitzen. Filets, Hautseite zuerst oben,

zusammen mit dem Fenchel kurz anbraten. 30 Sekunden auf die Hautseite legen. Dann wenden.
3–4 Minuten im vorgeheizten Ofen bei 160 Grad C fertig backen. Filets herausnehmen. Fenchel noch eine Weile weiterbraten. Darauf achten, dass das Öl nicht zu stark erhitzt wird. Filets auf dem Fenchel anrichten, Olivenöl darüber träufeln.
Dazu *2 Pellkartoffeln* pro Person reichen.

NACHMITTAGS — *Kohlrabistäbchen* (roher geschälter Kohlrabi, in Stäbchen geschnitten)

ABENDS — *3 Scheiben Pumpernickel*
10 g Butter
2 Scheiben magerer Schinken
1 Tomate, aufgeschnitten

Dazu: 2 Tassen Kräutertee

SPÄTMAHLZEIT — *1 Papaya*

12. Tag

FRÜHSTÜCK — Müsli aus
100 g Haferflocken,
mit *150 ml Kokosmilch* gemischt,
50 g Nüsse, 10 Rosinen und
1 geriebenen Apfel darunter heben

VORMITTAGS — 1 Glas Apfel-Karotten-Saft

MITTAGS

Poularden-Brüstchen in der Folie

Für 2 Personen:

2 Poulardenbrüstchen
50 g Karottenstreifen
50 g Selleriestreifen
50 g Lauchstreifen
20 g Butter
2 EL gehackte Kräuter
2 cl trockener Weißwein
6 EL Wasser
Salz, Pfeffer
2 Stück Alufolie, etwa 20 x 30 cm groß

Die Alufolienstücke in der Mitte mit etwas Butter bestreichen. Darauf die gemischten Gemüsestreifen streuen und die mit Salz und Pfeffer gewürzten Poulardenbrüstchen daraufsetzen. In jedes Folienstück etwas Weißwein, Wasser und die Kräuter geben. Die Folien nicht ganz eng, aber gut schließen, damit keine Flüssigkeit herauslaufen kann. Die Folienpäckchen auf das Backblech legen und bei ca 220 Grad C im vorgeheizten Ofen 12 bis 15 Minuten garen. In der Folie servieren.
Dazu *150 g gegarten Wildreis* und Salat reichen.

Dafür

½ Salatgurke
¼ Eisbergsalat
Pfeffer, Salz, Öl und Essig mischen.

NACHMITTAGS

5 Paranüsse
2 Clementinen

ABENDS	*2 Scheiben Pumpernickel* *10 g Halbfettmargarine* *100 g Frischkäse*

Dazu: Kräutertee

SPÄTMAHLZEIT	*1 Papaya*

13. Tag

FRÜHSTÜCK	*3 Scheiben Knäckebrot* *10 g Butter* *Apfelgelee*

Dazu: 2 Tassen Kräutertee

VORMITTAGS	**Mixgetränk** *1 Banane* *2 Äpfel* *1 Kiwi* *2 Orangen* mit *750 ml Wasser* homogenisiert
MITTAGS	2 Soja-Bratlinge (aus dem Reformhaus) *1 Kopfsalat* *reichlich frische Gartenkräuter* *Salz, Pfeffer* *Essig, Öl*
NACHMITTAGS	*Kohlrabistäbchen* (rohe, geschälte Kohlrabi, in Stäbchen geschnitten)

ABENDS

Soja-Hähnchenkeulen
Für 2 Personen:
2 Hähnchen-Keulen, entbeint
3 EL Sojasauce
1 Msp Ingwer
1 Zwiebel
1 TL Sesam
Pfeffer

Die Hähnchenkeulen mit Sojasauce, Ingwer, der fein gehakkten Zwiebel und Sesam würzen, 10 Minuten ziehen lassen. Dann in einer Form im vorgeheizten Ofen bei 190 Grad C ca. 25 Minuten garen.
Dazu *150 g Wildreis* nach Packungsaufschrift zubereiten.

SPÄTMAHLZEIT

2 Clementinen
10 Erdnüsse

14. Tag

FRÜHSTÜCK

3 Scheiben Pumpernickel
10 g Butter
2 Scheiben magerer Schinken

Dazu: 2 Tassen Pfefferminztee

VORMITTAGS

Mixgetränk
1 Banane
2 Äpfel
2 Karotten
mit *750 ml Wasser* homogenisiert.

MITTAGS

3 Pellkartoffeln mit
150 g Kräuterquark,
1 aufgeschnittenen Tomate und
½ Salatgurke anrichten.
Salat mit einer Sauce aus
1 TL Essig, 1 EL Öl,
Salz und Pfeffer beträufeln.

NACHMITTAGS

Kohlrabistäbchen (rohe, geschälte Kohlrabi, in Stäbchen geschnitten)

ABENDS

Kabeljau-Curry
Für 2 Personen:
1 große Zwiebel
75 g Butter
1 Fleischtomate
2 Kabeljaufilets
2 TL Curry
1 EL Weizenmehl
Öl zum Braten
1 Zitrone
½ Tasse Weißwein
Salz

Gewürfelte Zwiebel in Butter oder Margarine goldgelb schmoren, enthäutete und zerschnittene Tomate dazugeben. Inzwischen Fischfilets salzen, mit Zitronensaft beträufeln, mit Curry bestreuen, in Mehl wenden und in heißer Pfanne mit Öl auf beiden Seiten braten. Herausnehmen, zu den Zwiebeln und Tomaten legen, mit Weißwein begießen und 10 Minuten zusammen gar dämpfen.
Dazu *2 Pellkartoffeln* pro Person reichen.

SPÄTMAHLZEIT

1 Mango

Manager: Stress schon beim Frühstück

Manager und Stress – diese Wörter werden oft in einem Atemzug ausgesprochen. Der Preis für berufliche Erfolge sind häufig Bluthochdruck, zu hohe Cholesterinwerte, Übergewicht und Schlafstörungen. Zu viel Arbeit heißt oft auch zu viel Alkohol und Nikotin. Daraus ergibt sich obendrein meist eine deutliche Schwächung der körpereigenen Abwehrkräfte. Es ist tatsächlich beweisbar, dass gestresste Menschen anfälliger gegen Erkältungskrankheiten sind als andere.

Auch die Ernährung kann krank machen. Man isst das Falsche – und das auch noch zur verkehrten Zeit. Wer beispielsweise aus Zeitdruck auf ein vernünftiges Frühstück verzichtet, hat bereits die erste Sünde des Tages gegen seine Gesundheit begangen.

Für die Mahlzeiten untertags gilt auf alle Fälle: Weniger tierische Fette, weniger Eiweiß, überhaupt weniger Kalorien, dafür mehr Vitamine und Ballaststoffe. Gefährlich vor allem jene Snacks, die schnelle Energie bringen sollen. Greifen Sie also lieber zu Salaten, Nüssen, Früchten, Joghurt und Mineralwasser – statt zu Pommes frites, Süssigkeiten und Limonaden. Auch hier zeigen Versuche in der Praxis: Richtige Ernährung hilft, Stress besser zu ertragen. Probieren Sie doch mal folgende Diät:

14-Tage-Kur zur effektiveren Stressbewältigung

1. Tag

FRÜHSTÜCK

Müsli aus
100 g Haferflocken
100 ml Sojamilch
10 Erdbeeren

Dazu: 1 Tasse Pfefferminztee

VORMITTAGS

Mixgetränk
1 Banane
1 Apfel
1 Orange
½ Mango
in *750 ml Wasser* homogenisiert; schluckweise trinken.

MITTAGS

150 g gegrillte Kalbsleber
auf viel *buntem Blattsalat*

NACHMITTAGS

150 g Magerjoghurt
½ Banane
1 Kiwi
2 Scheiben Zwieback

ABENDS

Lachs-Carpaccio mit Graved-Lachs-Sauce
Für 4 Personen:
6 EL Sonnenblumenöl
1 Eigelb

1 EL süßer Senf
1 TL mittelscharfer Senf
1 TL Honig
½ Bund Dill, fein gehackt
400 g roher Lachs ohne Haut
einige Dillspitzen zur Dekoration

Das Öl langsam mit Eigelb, Senf, Honig und Dill zu einer Sauce verrühren. Etwas Sauce auf einem Teller verteilen, dünn geschnittene Lachsscheiben darauf legen und diese erneut mit Sauce bestreichen. Den Lachs sehr kurz im Backofen grillen und sofort servieren. Mit einigen Dillspitzen garnieren.

SPÄTMAHLZEIT *1 Apfel*

2. Tag

FRÜHSTÜCK

Müsli aus
100 g Haferflocken
150 g Magerjoghurt
50 g gedörrten Aprikosen, aufgeschnitten, nach Belieben über Nacht eingeweicht
5 Erdbeeren, frisch aufgeschnitten

Dazu: 1 Tasse Kräutertee

VORMITTAGS

Mixgetränk
1 Banane, 1 Apfel
1 Orange und 2 Kiwis
mit *750 ml Wasser* homogenisiert; schluckweise trinken.

MITTAGS

Thunfischsalat
Abgetropften Thunfisch aus der Dose mit *Tomaten, Rucola* oder *Frühlingszwiebeln* oder *Schnittlauchröllchen* und einer *Vinaigrette* (siehe Seite 125) vermischen.

Dazu: 1 Scheibe Vollkornbrot

NACHMITTAGS

1 Scheibe Grahambrot
50 g magerer Streichkäse
250 ml Tiroler Heilwasser

ABENDS

Hühnerschenkel in Estragonsauce

Für 2 Personen:
2 große oder 4 kleine Hühnerschenkel
1 Tasse trockener Weißwein
1 Tasse Hühnerbrühe
1 EL fein gehackter Estragon
Salz, frisch gemahlener Pfeffer
1 Becher süße Sahne
1 EL Butter
etwas Mehl

Hühnerschenkel salzen und pfeffern, mit Estragon bestreuen mit der Hautseite nach unten in eine Pfanne legen, Wein und Brühe darübergießen, zum Kochen bringen und zugedeckt auf kleiner Flamme etwa 20 Minuten köcheln lassen. Hühnerstücke aus der Pfanne heben und warm halten. Sauce auf großer Flamme so lange einkochen, bis sie etwa auf die Hälfte reduziert ist. Sahne zugießen, nachwürzen und auf kleiner Flamme 8–10 Minuten weiter schmoren. Mehl mit

Butter verkneten, etwas Sauce unterrühren, in den Topf gießen und unter Rühren eindicken lassen. Heiße Sauce über das Huhn gießen.
Dazu: *200 g gegarter Wildreis*

SPÄTMAHLZEIT *2 Pflaumen*

3. Tag

FRÜHSTÜCK
Müsli aus
100 g Haferflocken
100 ml Kokosmilch
½ Banane

Dazu: 1 Tasse grüner Tee

VORMITTAGS
Mixgetränk
1 Banane
1 Apfel
2 Kiwis
½ Mango
mit 750 ml Wasser homogenisiert; schluckweise trinken.

MITTAGS
Forelle blau
auf Fitness-Teller (Salate) anrichten.

NACHMITTAGS
150 g Magerjoghurt
1 Nektarine
3 Erdbeeren
2 Scheiben Zwieback

ABENDS	*3 Scheiben magerer Schinken* *2 Scheiben Vollkornbrot* *10 g Butter* *1 Tomate, aufgeschnitten*
SPÄTMAHLZEIT	*1 frische Feige*

4. Tag

FRÜHSTÜCK	Müsli aus *100 g Haferflocken* *150 g Magerjoghurt* *10 Rosinen* *½ Apfel*

Dazu: 1 Tasse Früchtetee

VORMITTAGS	**Mixgetränk** *1 Banane* *1 Apfel* *1 Zitrone* *3 entkernte Datteln* mit *750 ml Wasser* homogenisiert; schluckweise trinken.
MITTAGS	*Scampispieß vom Grill* *100 g gegarter Basmatireis*
NACHMITTAGS	*1 Scheibe Vollkornbrot* *50 g Hüttenkäse*

Dazu: ¼ l Tiroler Heilwasser

ABENDS

Kräuterkartoffeln
Für 4 Personen:
1 kg Kartoffeln
1–2 EL Öl
2 Zwiebeln
1 EL Mehl
Salz, Pfeffer,
3/8 l Brühe
2 EL gehackte Kräuter

Kartoffeln waschen, schälen, in gleich große Würfel schneiden. Öl in flachem Topf erhitzen, Zwiebel- und Kartoffelwürfel darin andünsten, mit Mehl bestäuben, mit Brühe aufgießen, 1/3 der Kräuter zugeben, 20 Minuten garen. Dann abschmekken und mit den restlichen Kräutern bestreut anrichten.
Dazu 1 Schüssel angemachten *Kopfsalat* reichen.

SPÄTMAHLZEIT

5 Erdbeeren

5. Tag

FRÜHSTÜCK

100 g Haferflocken
100 ml Kokosmilch
2 Ananasringe in Stücken

Dazu: 1 Tasse Kräutertee

VORMITTAGS

Mixgetränk
1 Banane
1 Apfel
1 Orange und 1/2 Mango
mit *750 ml Wasser* homogenisiert;
schluckweise trinken.

MITTAGS

Gegrillte Putenstreifen
auf buntem Blattsalat

NACHMITTAGS

150 g Magerjoghurt
½ Banane, 1 Kiwi
2 Scheiben Zwieback

ABENDS

Eier mit Matjescreme
Für 2 Personen:
4 Eier, 2 Matjesfilets
100 g Quark
3 EL süße Sahne
Pfeffer
1 Bund Schnittlauch,
in feine Röllchen geschnitten

Eier hart kochen, abschrecken und vierteln. In der Zwischenzeit die Matjes abspülen und fein pürieren. Matjespüree mit Quark, Sahne, Pfeffer und den Schnittlauchröllchen mischen; abschmecken.
Dazu *2 Pellkartoffeln* pro Person servieren.

SPÄTMAHLZEIT

10 Weintrauben

6. Tag

FRÜHSTÜCK

100 g Haferflocken
150 g Magerjoghurt
50 g gedörrte Aprikosen, aufgeschnitten
und nach Belieben eingeweicht
7 Weintrauben

Dazu: 1 Tasse Hagebuttentee

VORMITTAGS

Mixgetränk
1 Banane
1 Apfel
1 Orange und 2 Kiwis
in *750 ml Wasser* homogenisiert;
schluckweise trinken.

MITTAGS

Griechischer Salat (gemischter Salat, mit Schafskäse-Würfeln und einer Vinaigrette angemacht)
Dazu: *1 Kornspitz*

NACHMITTAGS

1 Scheibe Grahambrot
50 g magerer Streichkäse

Dazu: ¼ l Tiroler Heilwasser

ABENDS

Erbsen mit Krabben
Für 2 Personen:
750 g junge grüne Erbsen
50 g Butter, 2 EL Mehl
¼ l Milch
1 Eigelb
frischer Dill
1 Dose Krabben

Die Erbsen waschen, abtropfen lassen und in Butter fast weich dämpfen. Das Mehl anstäuben und verrühren, mit der Milch auffüllen und 10 Minuten durchköcheln lassen. Die Sauce mit Eigelb legieren und das Ganze mit reichlich fein gehacktem Dill sowie den Krabben vermengen.
Dazu *Salzkartoffeln* servieren.

SPÄTMAHLZEIT

1 Spalte Wassermelone

7. Tag

FRÜHSTÜCK

Müsli aus
100 g Haferflocken
100 ml Sojamilch
½ Banane
1 EL geriebenen Mandeln

Dazu: 1 Tasse Pfefferminztee

VORMITTAGS

Mixgetränk
1 Banane
1 Apfel
½ Ananas
mit *750 ml Wasser* homogenisiert; schluckweise trinken.

MITTAGS

Griechischer Salat

Bunt gemischter Salat mit Schafskäse-Würfeln, angemacht mit einer Vinaigrette wie auf Seite 125 beschrieben.

NACHMITTAGS

150 g Magerjoghurt
100 g Waldbeeren
4 Löffelbiskuits

ABENDS

Schollenfilets in Kräutersauce
Für 4 Personen:
750 g Schollenfilets
Würzsud (siehe unten)
6 EL Weißwein
1 TL Essig
½ l vom Sud

4 Eigelb
2 TL Stärke
Zucker
5 g Butter
5 EL fein gehackter Dill und Petersilie

Für den Würzsud etwa 1 ½ l Salzwasser mit 1 gewürfelten Möhre, 1 in Scheiben geschnittenen Stück Sellerie, 1 geschälten Zwiebel, in Scheiben geschnitten, einigen Ringen Lauch, 1 Zweig Petersilie, 1 Lorbeerblatt und 3 Pimentkörnern etwa 10 Minuten kochen.
Inzwischen die Schollenfilets halbieren und vorbereiten. Die Filets in den Würzsud legen, die Hitze sofort zurückschalten, in etwa fünf Minuten gar ziehen lassen. Herausnehmen und warm halten. Die Eigelbe mit 6 EL Weißwein und dem Essig in einem Wasserbad verrühren. Abgekühlte Flüssigkeit (ohne Gewürzstücke) vom Sud dazugeben und so lange schaumig schlagen, bis eine cremige Sauce entsteht. 2 TL Stärke einstreuen. Mit dem Zucker würzen, die Butter schmelzen und tropfenweise darunterschlagen. Die fein gehackten Kräuter dazugeben. Die Filets in der Sauce erwärmen und sofort servieren.
Dazu gegarten Wildreis servieren.

SPÄTMAHLZEIT *1 Orange*

8. Tag

FRÜHSTÜCK
100 g Haferflocken
150 g Magerjoghurt
2 Pflaumen

Dazu: 1 Tasse Früchtetee

VORMITTAGS

Mixgetränk
1 Banane
1 Apfel
1 Zitrone
3 entkernte Datteln
mit *750 ml Wasser* homogenisiert;
schluckweise trinken.

MITTAGS

Gemüseplatte aus *verschiedenen Gemüsen der Saison,*
in *Hefe-Gemüsebrühe* gegart,
mit *wenig Butter* verfeinert und mit
frisch gehackten Kräutern bestreut.

NACHMITTAGS

1 Scheibe Vollkornbrot
50 g Hüttenkäse

Dazu: 250 ml Tiroler Heilwasser

ABENDS

Kartoffelgratin mit Rotbarschfilet
Für 4 Personen:
400 g mehlige Kartoffeln
1 Knoblauchzehe
80 g Butter
1 Bund Petersilie
2 Stangen Lauch
Salz, Pfeffer
Cayennepfeffer
600 g Rotbarschfilet
1 Zitrone
2–3 Fleischtomaten
8 Cocktailtomaten
200 g Crème fraîche

Die geschälten Kartoffeln in 2 mm dünne Scheiben schneiden. Eine Auflaufform mit Knoblauch ausreiben und gut buttern. Die Form dachziegelartig mit den Kartoffeln auslegen, salzen und pfeffern. Den Backofen auf 180 Grad C vorheizen.
Lauch in Ringe schneiden und in der zerlassenen Butter glasig dünsten. Tomaten enthäuten, entkernen und würfeln. Petersilie abzupfen und hacken. Fisch in nicht zu kleine Stücke schneiden und mit Zitronensaft beträufeln.
Alles über die Kartoffelscheiben schichten und mit einem Hauch Cayennepfeffer würzen. Crème fraîche mit Salz glattrühren und über den Auflauf ziehen. Auf der 2. Einschubleiste von unten in ca. 40 Minuten goldbraun garen. Sollte er zu dunkel werden, mit einer Alufolie abdecken. Das Gratin in rechteckige Stücke schneiden und mit Petersilie und Cocktailtomaten garnieren.

SPÄTMAHLZEIT *1 Apfel*

9. Tag:

FRÜHSTÜCK
100 g Haferflocken
100 ml Sojamilch
10 Erdbeeren

Dazu: 1 Tasse Kräutertee

VORMITTAGS
Mixgetränk
1 Banane
1 Apfel
1 Orange und ½ Mango
mit *750 ml Wasser* homogenisiert;
schluckweise trinken.

MITTAGS

Rohkostteller, nach Belieben zusammengestellt
2 Scheiben Vollkorntoast

NACHMITTAGS

150 g Magerjoghurt
½ Banane
1 Kiwi
2 Scheiben Zwieback

ABENDS

Kabeljau mit Senfsauce
Für 4 Personen:
600 g Kabeljaufilet
2 EL Zitronensaft
120 g Butter
50 g Senf (mittelscharf)
2 Eigelb
200 g Vollmilchjoghurt
Öl zum Braten
weißer Pfeffer
½ Bund Schnittlauch
etwas Mehl zum Bestäuben

Die Kabeljaufilets in ca. 5 cm große Stücke schneiden und mit Zitronensaft beträufeln. Für die Senfsauce die Butter bei milder Hitze schmelzen. In einem Stieltopf Senf und Eigelbe mit einem Schneebesen verrühren und auf kleiner Flamme leicht erwärmen. Zuerst die flüssige Butter, dann den Joghurt nach und nach unter die Senfmischung rühren. Die Sauce erhitzen und im Wasserbad warm halten. Mehl, Salz und Pfeffer in einer flachen Arbeitsschale mischen. Die Fischstücke in der Mehlmischung wenden. Öl in einer Pfanne erhitzen und die Fischstücke darin bei kräftiger Hitze 7–8 Minuten rundherum goldbraun braten, zwischendurch wenden.

Dazu 2 *Pellkartoffeln* pro Person und eine Schüssel *Kopfsalat* reichen.

SPÄTMAHLZEIT *2 Nashis*

10. Tag

FRÜHSTÜCK
100 g Haferflocken
150 g Magerjoghurt
50 g gedörrte Aprikosen, aufgeschnitten und nach Belieben eingeweicht
5 Erdbeeren, aufgeschnitten

Dazu: 1 Tasse Pfefferminztee

VORMITTAGS
Mixgetränk
1 Banane
1 Apfel
1 Orange
2 Kiwis
mit *750 ml Wasser* homogenisiert; schluckweise trinken.

MITTAGS
½ gegrilltes Hähnchen auf buntem Blattsalat

NACHMITTAGS
1 Scheibe Grahambrot
50 g magerer Streichkäse
200 ml Molke

Salade niçoise –
Nizzaer Salat mit Lachs

Für 4 Personen:
400 g roher Lachs ohne Haut
2 EL Olivenöl
1/2 Kopf Eisbergsalat
1/2 Kopf Novitasalat
100 g feine Stangenbohnen
4 gekochte Kartoffeln vom Vortag, geschält
2 hart gekochte Eier
je 1/2 rote und gelbe Paprikaschote
2 kleine rote Zwiebeln
100 g schwarze Oliven
1 EL Kapern
2 Sardellen
1 EL Estragonblätter, grob geschnitten

Für die Vinaigrette:
2 TL mittelscharfer Senf
1 TL scharfer Senf
2 EL Estragonessig
1 Prise Zucker
Salz
schwarzer Pfeffer aus der Mühle
4 EL Olivenöl

Für die Vinaigrette den Senf mit Essig, Salz, Pfeffer und etwas Zucker verrühren, das Öl darunter schlagen und abschmecken. Lachs mit Salz und Pfeffer würzen und im Ganzen 5–8 Minuten langsam in Olivenöl braten. Danach auf einen Teller heben und mit 3 EL der Vinaigrette marinieren.
Salat putzen, waschen und gut abtropfen lassen. Bohnen putzen und in kochendem Salzwasser bissfest garen,

abgießen und mit kaltem Wasser abschrecken. Kartoffeln und Eier in kleine Würfel schneiden, Paprika in 1 cm große Rauten schneiden, Zwiebeln schälen und in hauchdünne Ringe schneiden. Alle Salatzutaten sowie Oliven, Kapern und Sardellen in eine große Schüssel geben und mit der restlichen Vinaigrette anmachen.
Den abgekühlten Lachs mit einer Gabel in mundgerechte Stücke zupfen und auf dem Salat anrichten. Mit Estragon bestreuen und mit frischem Bauernbrot servieren.

SPÄTMAHLZEIT *½ Papaya*

11. Tag

FRÜHSTÜCK

100 g Haferflocken
100 ml Kokosmilch
½ Birne

Dazu: 1 Tasse grüner Tee

VORMITTAGS

Mixgetränk
1 Banane
1 Apfel
2 Kiwis
½ Mango
mit *750 ml Wasser* homogenisiert; schluckweise trinken.

MITTAGS

Roastbeef auf Vollkorntoast
Tomatensalat

NACHMITTAGS

150 g Magerjoghurt
1 Nektarine
3 Erdbeeren
2 Scheiben Zwieback

ABENDS

Lauwarmer Lauch nach Winzer-Art

Für 4 Personen:
800 g Lauch
350 ml Gemüsebrühe
Für die Rote-Bete-Vinaigrette:
½ gekochte rote Bete
1 kleine Zwiebel
reichlich frische Kräuter
2 EL Weinessig
Senf
Salz
Pfeffer
Olivenöl

Den grünen Teil des Lauchs entfernen. Die Stangen schräg in ca. 10 cm lange Stücke schneiden. Die Gemüsebrühe aufkochen und die Lauchstücke darin 10–12 Minuten kochen; sie sollten noch relativ knackig sein. Den Lauch aus dem Sud nehmen und in eine tiefe Schüssel legen.
Die rote Bete schälen und klein würfeln. Zwiebel und Kräuter fein hacken. Essig, Lauchsud, Senf, Gewürze und Öl zu einer Sauce vermixen. Rote Bete, Zwiebeln und Kräuter dazugeben. Die Vinaigrette über den Lauch verteilen und lauwarm servieren.

SPÄTMAHLZEIT

½ Banane

12. Tag

FRÜHSTÜCK	*100 g Haferflocken* *150 g Magerjoghurt* *10 Rosinen* *½ Apfel*

Dazu: 1 Tasse Früchtetee

VORMITTAGS	**Mixgetränk** *1 Banane* *1 Apfel* *1 Zitrone* *3 entkernte Datteln* mit *750 ml Wasser* homogenisiert; schluckweise trinken.
MITTAGS	*Blumenkohl nach polnischer Art (mit Butterbröseln)* *2 Pellkartoffeln*
NACHMITTAGS	*1 Scheibe Vollkornbrot* *50 g Hüttenkäse*

Dazu: ¼ l Tiroler Heilwasser

ABENDS	*2 Scheiben Vollkornbrot* *20 g Butter* *3 Scheiben magerer Schinken* *1 Bund Radieschen*
SPÄTMAHLZEIT	*1 frische Feige*

13. Tag

FRÜHSTÜCK

100 g Haferflocken
100 ml Kokosmilch
½ Banane

Dazu: 1 Tasse grüner Tee

VORMITTAGS

Mixgetränk
1 Banane
1 Apfel
1Orange
½ Mango
mit *750 ml Wasser* homogenisiert;
schluckweise trinken.

MITTAGS

Fitnesslunch
Für 2 Personen:
300 g gebratenes Roastbeef
Für die Eiersauce:
1 Becher Joghurt
2 hart gekochte, gehackte Eier
1 kleine, geriebene Zwiebel
1 TL grüner Pfeffer
je ½ TL Salz und Zitronenaft

Joghurt mit Eiern, Zwiebel, Pfeffer, Salz und Zitronensaft gut vermischen und gekühlt zum Roastbeef servieren.
Dazu zwei Kornspitz reichen.

NACHMITTAGS

150 g Magerjoghurt
½ Banane
1Kiwi
2 Scheiben Zwieback

ABENDS

Matjes rot
Für 4 Personen:
1 Kopf Rotkohl
50 g Schweineschmalz
Kandiszucker
½ unbehandelte Zitrone in Scheiben
Saft von 2 Zitronen
2 Lorbeerblätter
Salz
Pfeffer aus der Mühle

Rotkohl putzen, halbieren und den Strunk herauslösen. Den Kohl in Streifen schneiden oder hobeln. Das Schmalz in einem Topf schmelzen, Rotkohl darin andünsten, Kandiszucker und Zitronenscheiben, Lorbeer, Salz und Pfeffer dazugeben. Zitronensaft zugießen. Rotkohl zugedeckt ca. 45 Minuten garen. Mit Salz und Pfeffer abschmecken.
Mit je *2 Doppelfilets Matjes* pro Person und jeweils *1 Pellkartoffel* servieren.

SPÄTMAHLZEIT *3 Litschis*

14. Tag

FRÜHSTÜCK

100 g Haferflocken
150 g Magerjoghurt
10 Rosinen
½ Apfel

Dazu: 1 Tasse Hagebuttentee

VORMITTAGS

Mixgetränk
1 Banane
1 Apfel
1 Zitrone
3 entkernte Datteln
mit *750 ml Wasser* homogenisiert; schluckweise trinken.

MITTAGS

Griechischer Salat
(bunt gemischter Salat mit Schafskäsewürfeln, angemacht mit einer Vinaigrette wie auf Seite 125)

Dazu: *2 Scheiben Vollkorntoast*

NACHMITTAGS

1 Scheibe Vollkornbrot
50 g Hüttenkäse

Dazu: ¼ l Tiroler Heilwasser

ABENDS

1 Kalbsteak gegrillt
Dazu: *100 g gegarter Wildreis und Salat aus Gurke, Tomaten und Eisbergsalat*

SPÄTMAHLZEIT

1 Mandarine

Sechzig Jahre und ein bisschen weise ...

Es gibt kaum einen 100-Meter-Läufer, der nach dem 26. Lebensjahr noch eine Weltbestzeit laufen kann – unabhängig vom Trainingsstand. Aber ältere Menschen können sehr wohl auch nach dem sechzigsten Geburtstag bei einem Marathonlauf respektable Ergebnisse erzielen. Mit dem Gedächtnis verhält es sich ebenso. Bestimmte Leistungen lassen ganz einfach im Alter nach – aber Ausdauer und Erfahrung machen vieles wett.

Diese Alltags-Beobachtungen lassen sich durch Untersuchungen mit wissenschaftlichen Messgeräten bestätigen. Sicherlich wird der Höhepunkt auch der geistigen Leistungskraft schon im 25. und 26. Lebensjahr erreicht. Der dann folgende Abfall der geistigen Fähigkeiten hängt jedoch sehr stark davon ab, wie wir leben.

Mit sechzig Jahren können wir durchaus anfangen, noch einmal zu lernen – etwa eine neue Sprache. Aber wenn wir mit sechzig wirklich ein bisschen weise geworden sind, sollten wir uns ganz bewusst mit der Ernährung befassen.

Eine Verringerung der Leistungskraft sehen wir nämlich besonders deutlich bei Menschen, die sich falsch ernähren, eine einseitige, vitaminarme Kost zu sich nehmen oder gar ihren Körper durch Gifte langsam, aber sicher schädigen. Bisher wurde in Untersuchungen die Giftwirkung des Rauchens und Trinkens immer auf Lunge und Leber, nicht aber auf das Gehirn bezogen. Nachdem aber bekannt ist, dass die Struktur des Gehirns noch feiner und komplizierter ist als die der Leber oder Bauchspeicheldrüse, kann davon ausgegangen werden, dass das Gehirn besonders störungsanfällig ist. Wenn einseitige oder falsche Kost schon lebenswichtige innere Organe schädigt, dann sind die Gehirnfunktionen mit Sicherheit mindestens ebenso betroffen. Sucht- und Genussgifte zusammen beschleunigen also den altersbedingten Leistungsabfall. Und zwar beträchtlich. Machen wir uns nichts vor: Alkohol und Rauchen können schon zu einem Zeitpunkt zu einem organischen Hirnschaden führen, bevor Leber, Lunge, Herz und Nieren angegriffen sind.

Es kann also keinen Zweifel geben: Gerade bei älteren Menschen muss die Kost so ausgeglichen sein, dass es zu keinen Mangelerscheinungen hinsichtlich Mineralstoffen, Spurenelementen und Vitaminen kommt. Und zur Diät gehört auch der Verzicht auf das, was man Genussgifte nennt.

Die abwärts führende Straße der geistigen Leistungsfähigkeit kann jedoch durch die Übungsaufgaben in unserem Buch und die dazugehörende Ernährungsumstellung einigermaßen begradigt werden. Dasselbe gilt auch für das Vergessen. Die Kurve des Langzeitgedächtnisses kann ebenfalls lange auf einem hohen Niveau gehalten werden, wenn regelmäßig Denksportaufgaben betrieben werden und das Gedächtnis durch geeignete Übungen frisch gehalten wird.

Gesunde Lebensgewohnheiten, ausgewählte Obst- und Gemüsesorten und Gedächtnisübungen – auch Lesen gehört dazu! – halten das Gedächtnis so aktiv, wie es sein soll. Warum verkümmern in manchen Altersheimen die Patienten? Weil es dort an der richtigen Kost, am Training fürs Gehirn, an der Abwechselung und der Anregung im Alltag fehlt.

Im Alter geistig unbeweglich? Das muss nicht sein. Um

dieses Schicksal zu vermeiden, sollte folgende 14-Tages-Diät durchgeführt werden. Das verlangt, mit Verlaub, auch die Altersweisheit ... Doch zuerst noch ein

Kleiner Test

Bei guter Konzentrationsfähigkeit wird dieser Test innerhalb von einer Minute ohne Schwierigkeiten fehlerfrei gelöst werden:

Franz hat 5 Schwestern. Jede dieser Schwestern hat einen Bruder. Wie viele Kinder sind das insgesamt? (Lösung siehe unten)

Lösung: 6 Kinder

14-Tage-Kur zur Verbesserung des Gedächtnisses im Alter

Wenn bei den Mahlzeiten kein Getränk angegeben ist, so trinken Sie Mineralwasser, Früchte- oder Kräutertee. Süßen Sie Tees mit Honig und Kaffee nach Möglichkeit mit Süßstoff oder Rohzucker, wenn Sie auf den gewohnten Geschmack Ihres Getränkes nicht verzichten wollen.

Bitte achten Sie auf alle Fälle darauf, mindestens zwei Liter Flüssigkeit täglich zu sich zu nehmen.

1. Tag

FRÜHSTÜCK

1 Tasse Kaffee
(nach Möglichkeit entcoffeiniert)
2 Vollwertbrötchen
gut 1 EL Becel oder
andere Diätmargarine

VORMITTAGS

5 Walnüsse
pur oder gemahlen, mit etwas
Magerjoghurt vermischt.

Falls Sie gerne spätabends noch etwas zu sich nehmen, dann verlegen Sie den Verzehr der Nüsse auf diesen Zeitpunkt.

Mixgetränk
1 Banane
1 Apfel
1 Zitrone

3 entkernte Datteln
in *750 ml Wasser* homogenisiert;
schluckweise trinken.

MITTAGS

Lachs in Gewürzkruste
Für 2 Personen:
400 g rohes Lachsfilet mit Haut
½ EL schwarze Pfefferkörner, zerstoßen
1 TL Zucker
1 TL Salz
1 TL Fenchelsamen, zerstoßen
1 TL Koriander, zerstoßen
Öl zum Braten
etwas Zitronensaft
Salz, Cayennepfeffer

Die Hautseite des Lachses schuppen und mit einem scharfen Messer in Abständen von ½ cm einritzen, damit beim Braten das Fett austreten kann. Lachs mit Zucker, Salz und den zerstoßenen Gewürzen einreiben und im Kühlschrank abgedeckt etwa 30 Minuten marinieren.
Anschließend die Marinade abstreichen, den Lachs in zwei Portionsstücke teilen und in heißem Öl in einer beschichteten Pfanne auf der Hautseite anbraten. Im vorgeheizten Ofen bei 200 Grad C weitere 3 Minuten garen. Die Haut wird durch den karamelisierten Zucker schön knusprig. Mit Salz und wenig Cayennepfeffer würzen. Etwas zerschmolzene Butter mit Zitronensaft über die Filets träufeln.
Dazu *Kräuterpüree* (Kartoffelpüree mit frischen, gehackten Kräutern wie Estragon, Kerbel und Petersilie verfeinert) servieren.

NACHMITTAGS

1 Scheibe Vollkornbrot
50 g Hüttenkäse

Dazu: 250 ml Malzbier

ABENDS

1 Kopfsalat
2 Tomaten
½ Bund Schnittlauch
Salz
Pfeffer
Balsamicoessig
Olivenöl

Alle Zutaten zu einem frischen Salat mischen.
Dazu: leichtes Vollwertbrot nach Belieben

2. Tag

FRÜHSTÜCK

1 Tasse Ovomaltine
2 Scheiben Vollkornbrot
1 EL Diätmargarine
1 EL Aprikosenmarmelade
1 Scheibe Putenschinken

VORMITTAGS

5 Cashewkerne

Mixgetränk

1 Banane
1 Apfel
1 Orange
½ Mango
mit *750 ml Wasser* homogenisiert;
schluckweise trinken.

MITTAGS

3 Pellkartoffeln mit Sauce hollandaise und Blattspinat

Sauce hollandaise
Für 4 Personen:
4 Eigelb
90 ml Weißwein
180 g zerlassene Butter
Saft von ½ Zitrone
Salz, Cayennepfeffer

Die Eigelbe mit Weißwein in einer runden Schüssel über einem Wasserbad schaumig schlagen. Aus dem Wasserbad nehmen und die zerlassene Butter vorsichtig einschlagen. Mit Salz und Cayennepfeffer würzen und mit etwas Zitronensaft abschmecken. Als Variante mit verschiedenen gehackten Kräutern mischen.

NACHMITTAGS

150 g Magerjoghurt
½ Banane
1 Kiwi
2 Scheiben Zwieback

ABENDS

½ Endiviensalat
2 Tomaten
1 zerdrückte Knoblauchzehe
Salz
Pfeffer
Apfelessig
Olivenöl

Alle Zutaten zu einem frischen Salat mischen.
Dazu: Knäckebrot nach Belieben

3. Tag

FRÜHSTÜCK

1 Tasse Kaffee (nach Möglichkeit entcoffeiniert)
2–3 Scheiben Milchzopf (möglichst aus Vollwertmehl hergestellt)
gut 1 EL Becel oder andere Diätmargarine

VORMITTAGS

8 Haselnüsse pur oder gemahlen, mit etwas Magerjoghurt vermischt

Mixgetränk
1 Banane
1 Apfel
1 Orange
2 Kiwis
in *750 ml Wasser* homogenisiert; schluckweise trinken.

MITTAGS

Truthahnmedaillons mit Zucchini
Für 2 Personen:
300 g Truthahnmedaillons
Salz, Pfeffer
1 EL Mehl
etwas abgeriebene Schale einer unbehandelten Zitrone
2 EL Öl
300 g Zucchini
200 ml Geflügel- oder Gemüsebrühe
100 ml Schlagsahne

Saft von ½ Zitrone
1 Prise Zucker
etwas Zitronenmelisse
frischer Kerbel nach Belieben

Die Medaillons waschen und trockentupfen, pfeffern und salzen. Mehl und Zitronenschale mischen, das Fleisch darin wenden. Im heißen Öl pro Seite 2–3 Minuten braten.
Die Zucchini waschen, putzen und in Stücke schneiden. Fleisch aus der Pfanne nehmen, warm stellen. Zucchini im selben Bratfett 3–4 Minuten braten. Pfeffern, salzen und herausnehmen.
Den Bratensatz mit der Brühe ablöschen und aufkochen. Sahne und Zitronensaft zufügen, aufschlagen. Sauce eventuell binden. Mit Zucker abschmecken.
Zitronenmelisse waschen, trockentupfen und in Streifen schneiden. Dann in die Sauce geben. Alles anrichten und nach Wunsch mit Zitronenschalen, Zitronenmelisse und Kerbel garnieren.
Dazu *100 g Wildreis,* nach Packungsaufschrift gegart.

NACHMITTAGS

1 Scheibe Grahambrot
50 g magerer Streichkäse
200 ml Fruchtmolke

ABENDS

½ Eissalat
1 Tomate
50 g gedünstete Maiskörner
10 Zwiebelringe
Salz
Pfeffer
Balsamicoessig
Olivenöl

Alle Zutaten zu einem bunten Salat vermischen.
Dazu: Knäckebrot nach Belieben

4. Tag

FRÜHSTÜCK

1 Tasse Kräutertee
2 Scheiben Grahambrot
1 EL Diätmargarine
1 EL Waldhonig
1 Scheibe Schnittkäse
(Emmentaler, Gouda oder Butterkäse)

VORMITTAGS

2 Paranüsse

Mixgetränk
1 Banane
1 Apfel
2 Kiwis
½ Mango
mit *750 ml Wasser* homogenisiert;
schluckweise trinken.

MITTAGS

100 g gegarter Wildreis
200 g rohe, geraspelte Karotten,
mit Zitronensaft und
1 TL Olivenöl mariniert
Salz
Pfeffer
1 Prise Zucker
Petersilie
Sesamkörner

Nach Belieben kurz in der Mikrowelle erhitzt.

NACHMITTAGS	*150 g Magerjoghurt* *1 Nektarine* *3 Erdbeeren* *4 Löffelbiskuits*
ABENDS	*1 Kopf Lollo rosso* *5 Scheiben Salatgurke (bei Unverträglichkeit: Zucchini)* *¼ gelbe Paprikaschote, in Streifen geschnitten* *1 zerdrückte Knoblauchzehe* *1 TL Dill* *Salz* *Pfeffer* *Rotweinessig* *Olivenöl*

Alle Zutaten zu einem bunten Salat mischen.
Dazu: Knäckebrot nach Belieben

5. Tag

FRÜHSTÜCK	*1 Tasse Kaffee (nach Möglichkeit entcoffeiniert)* *2 Vollwertbrötchen* *gut 1 EL Becel oder andere Diätmargarine*
VORMITTAGS	*5 Walnüsse*

Mixgetränk
1 Banane
1 Apfel
1 Zitrone
3 entkernte Datteln
in *750 ml Wasser* homogenisiert;
schluckweise trinken.

MITTAGS

Truthahnoberkeule süß-sauer
Für 2 Personen:
400 g Truthahnoberkeule
Sojasauce
1 EL Sojaöl
½ große oder 1 kleine Zwiebel
1 Knoblauchzehe
⅛ l süßsaure Sauce
(aus dem Asienladen)
400 g gemischtes Gemüse (z. B. Lauch, Karotten, Staudensellerie, Weißkraut, Bambussprossen, Sojasprossen, Mu-err-Pilze)
1 kleine Dose Tomaten
Petersilie
¼ l Gemüsebrühe

Das Fleisch in feine Streifen schneiden und mit der Sojasauce marinieren. 30–60 Minuten im Kühlschrank ziehen lassen. Zwiebeln und Knoblauch in Sojaöl andünsten, das Fleisch zufügen und gut anbraten, nun die süßsaure Sauce dazugeben. Das sehr fein geschnittene Gemüse mit anbraten, Tomaten und Petersilie dazugeben. Zum Schluß etwas Gemüsebrühe zugießen.
Dazu *100 g Basmati-Duftreis*, nach Verpackungsaufschrift gegart, servieren. Er schmeckt leicht nach Kokos.

NACHMITTAGS

1 Scheibe Sonnenblumenkernbrot
50 g Geflügelleberaufstrich

Dazu: 200 ml Malzbier

ABENDS

1 Kopfsalat
2 Tomaten
10 Zwiebelringe
Salz
Pfeffer
Balsamicoessig
Olivenöl

Alle Zutaten zu einem erfrischenden Salat mischen.
Dazu: Vollwertbrot nach Belieben

6. Tag

FRÜHSTÜCK

1 Tasse heiße Milch
2 Scheiben Dinkelbrot
1 EL Diätmargarine
1 EL Waldbeermarmelade
1 Scheibe Putenschinken

VORMITTAGS

5 Cashewkerne

Mixgetränk
1 Banane
1 Apfel
1 Orange
½ Mango
mit *750 ml Wasser* homogenisiert; schluckweise trinken.

MITTAGS

2 Pellkartoffeln
150 g gedünstetes Kohlrabigemüse, mit Petersilie und Crème fraîche verfeinert.

NACHMITTAGS

150 g Magerjoghurt
½ Banane
1 Kiwi
2 Scheiben Zwieback

ABENDS

½ Endiviensalat
2 Tomaten
1 zerdrückte Knoblauchzehe
Salz
Pfeffer
Apfelessig
Olivenöl

Alle Zutaten zu einem erfrischenden Salat mischen.
Dazu: Knäckebrot nach Belieben

7. Tag

FRÜHSTÜCK

1 Tasse Kaffee (nach Möglichkeit entcoffeiniert)
2–3 Scheiben Milchzopf (möglichst aus Vollwertmehl hergestellt)
gut 1 EL Diätmargarine

VORMITTAGS

8 Haselnüsse – pur oder gemahlen, mit etwas Magerjoghurt vermischt.

Mixgetränk
1 Banane
1 Apfel
1 Orange
2 Kiwis
mit *750 ml Wasser* homogenisiert;
schluckweise trinken.

MITTAGS

Geräucherter schwarzer Heilbutt auf exotischem Reis
Für 2 Personen:
1 Zwiebel
20 g frische Ingwerwurzel
1 Bund Frühlingszwiebeln
1 EL Butter
1 EL Öl
1 EL Madras-Curry
¼ l Kokosmilch
(aus dem Asienladen)
Salz
1 EL Limettensaft
150 g Basmatireis
4 geräucherte Heilbuttstücke

Zwiebel und Ingwer schälen und fein würfeln. Die Frühlingszwiebeln putzen und in schmale Ringe schneiden. Butter und Öl in einem Topf erhitzen, die Zwiebel- und Ingwerwürfel darin glasig dünsten, mit Currypulver bestäuben und etwas anschwitzen. Die Kokosmilch dazugießen und fünf Minuten offen einkochen. Mit Salz und Limettensaft würzen.
300 ml Wasser mit ½ TL Salz aufkochen, den Reis zugeben, einmal aufkochen und zugedeckt so lange auf kleiner Flamme ausquellen lassen, bis die Flüssigkeit verdampft ist.

Das dauert ungefähr 12 Minuten. Den Reis mit den vorbereiteten Zutaten mischen.
Den Reis auf Portionstellern anrichten und mit je zwei Heilbuttstücken servieren.

NACHMITTAGS	*1 Scheibe Grahambrot* *1 EL Putenleberaufstrich* *250 ml Rotweinschorle (1 : 2)*
ABENDS	*½ Eissalat* *1 Tomate* *50 g Erbsen* *10 Zwiebelringe* *Salz* *Pfeffer* *Balsamicoessig* *Olivenöl*

Aus allen Zutaten einen bunten Salat mischen.
Dazu: Knäckebrot nach Belieben

8. Tag

FRÜHSTÜCK	*1 Tasse Früchtetee* *2 Scheiben Vollkornbrot* *1 EL Diätmargarine* *1 EL Nutella* *1 Scheibe Schnittkäse*
VORMITTAGS	*2 Paranüsse*

Mixgetränk
1 Banane
1 Apfel
½ Ananas
mit *750 ml Wasser* homogenisiert;
schluckweise trinken.

MITTAGS

100 g gegarter Duftreis
200 g gedünstetes buntes Paprikagemüse (rot, gelb, grün) mit Tomaten und Zwiebeln
Salz
Pfeffer

NACHMITTAGS

150 g Magerjoghurt
100 g Waldbeeren
4 Löffelbiskuits

ABENDS

1 Kopf Friséesalat
5 Scheiben Salatgurke
½ rote Paprikaschote, in Streifen geschnitten
1 zerdrückte Knoblauchzehe
1 TL Dill
Salz
Pfeffer
Rotweinessig
Olivenöl

Alle Zutaten zu einem bunten Salat mischen.
Dazu: Knäckebrot nach Belieben

9. Tag

FRÜHSTÜCK

1 Tasse Kaffee (nach Möglichkeit entcoffeiniert)
2 Vollwertbrötchen
gut 1 EL Becel oder andere Diätmargarine

VORMITTAGS

5 Walnüsse

Mixgetränk
1 Banane
1 Apfel
1 Zitrone
3 entkernte Datteln
mit 750 ml Wasser homogenisiert; schluckweise trinken.

MITTAGS

Holzhackerpfanne
Für 2 Personen:
1 Zwiebel
1 kleine Stange Lauch
etwas Knoblauch
2 EL Öl
2 Truthahnsteaks von je 150 g
etwas Mehl
Salz, bunter Pfeffer, geschrotet
1 Spritzer Cognac

Die Zwiebel und den Lauch in Ringe schneiden, den Knoblauch hacken, in der Pfanne mit etwas Öl ca. 5 Minuten andünsten. In der Zwischenzeit die Steaks in 3 cm dicke Streifen schneiden, salzen, in Mehl und danach in den Pfefferkörnern wenden.

Das Lauchgemüse aus der Pfanne nehmen, restliches Öl erhitzen und das Fleisch stark anbraten, bis es eine schöne Kruste hat. Mit wenig Wasser ablöschen und das Gemüse wieder zugeben. Mit Cognac würzen und das Ganze einköcheln lassen.
Dazu pro Person *100 g Rosenkohl* und *2 Pellkartoffeln* servieren.

NACHMITTAGS

1 Scheibe Vollkornbrot
1 Scheibe Rohschinken

Dazu: 200 ml Malzbier

ABENDS

1 Kopfsalat
2 Tomaten
½ Bund Schnittlauch
Salz
Pfeffer
Balsamicoessig
Olivenöl

Alle Zutaten zu einem frischen Salat mischen.
Dazu: Vollwertbrot nach Belieben

10. Tag

FRÜHSTÜCK

1 Tasse Kräutertee
2 Scheiben Vollkornbrot
1 EL Diätmargarine
1 EL Erdbeermarmelade
1 Scheibe Putenwurst

VORMITTAGS	*5 Cashewkerne*
	Mixgetränk *1 Banane* *1 Apfel* *1 Orange* *½ Mango* mit *750 ml Wasser* homogenisiert; schluckweise trinken.
MITTAGS	*2 Pellkartoffeln* *200 g gedünsteter Broccoli* *2 Wiener Würstchen (Pute)*
NACHMITTAGS	*150 g Magerjoghurt* *½ Banane* *1 Kiwi* *2 Scheiben Zwieback*
ABENDS	*½ Endiviensalat* *1 Tomate* *1 Radieschen* *1 zerdrückte Knoblauchzehe* *Salz* *Pfeffer* *Apfelessig* *Olivenöl*

Alle Zutaten zu einem bunten Salat mischen.
Dazu: Knäckebrot nach Belieben

11. Tag

FRÜHSTÜCK

1 Tasse Kaffee (nach Möglichkeit entcoffeiniert)
2–3 Scheiben Milchzopf (möglichst aus Vollwertmehl hergestellt)
gut 1 EL Becel oder andere Diätmargarine

VORMITTAGS

8 Haselnüsse – pur oder gemahlen, mit etwas Joghurt vermischt

Mixgetränk
1 Banane
1 Apfel
1 Orange
2 Kiwis
mit *750 ml Wasser* homogenisiert; schluckweise trinken.

MITTAGS

Lachsschmetterling auf Brunnenkressesalat mit Tomaten-Vinaigrette
Für 2 Personen:
2 Stück rohes Lachsfilet
2 EL Olivenöl
1 Prise Zucker
½ TL schwarzer Pfeffer
einige Zitronenscheiben
1 Zweig Basilikum
etwas Olivenöl zum Braten
1 Bund Brunnenkresse
1 kleiner Friséesalat

Für die Tomaten-Vinaigrette:
2 reife Tomaten
3 EL Balsamicoessig
6 EL Olivenöl
etwas Zucker
Salz
schwarzer Pfeffer aus der Mühle

Die Lachsfilets in einer flachen Form mit Olivenöl, Zucker und Pfeffer marinieren. Mit Zitronenscheiben und Basilikumblättern belegen, mit Folie abdecken und eine halbe Stunde kalt stellen.
Die abgezupften Brunnenkresseblätter und den verlesenen Friséesalat gut waschen und abtropfen lassen. Die Tomaten vom Strunk befreien, kreuzweise einschneiden und mit kochendem Wasser kurz überbrühen (die Haut sollte sich leicht lösen). Mit kaltem Wasser abschrecken, häuten, vierteln, entkernen und in kleine Würfel schneiden.
Für die Vinaigrette alle Zutaten zu einer feinen Emulsion rühren und die Tomatenwürfel zugeben. Den Lachs salzen und von beiden Seiten etwa 2 Minuten anbraten. Aus der Pfanne nehmen, in der Mitte einschneiden und vorsichtig die Seitenteile aufklappen (Schmetterlingsform). Der Lachs sollte innen noch glasig sein.
Salat durch die Vinaigrette ziehen, mit dem lauwarmen Lachsschmetterling auf einem Teller anrichten und mit Ciabatta (italienisches Weißbrot) oder frischem Baguette servieren.

NACHMITTAGS

1 Scheibe Grahambrot
1 EL Quarkaufstrich
200 ml Sauermilch

ABENDS

½ Eissalat
1 Tomate
50 g gegarte grüne Bohnen
10 Zwiebelringe
Salz, Pfeffer
Balsamicoessig
Olivenöl

Aus allen Zutaten einen bunten Salat mischen.
Dazu: Knäckebrot nach Belieben

12. Tag

FRÜHSTÜCK

1 Tasse Ovomaltine
2 Scheiben Vollkornbrot
1 EL Diätmargarine
1 EL Waldhonig
1 Scheibe Schnittkäse

VORMITTAGS

2 Paranüsse

Mixgetränk
1 Banane
1 Apfel
2 Kiwis
½ Mango
mit *750 ml Wasser* homogenisiert; schluckweise trinken.

MITTAGS

100 g Kartoffelpüree
200 g rohe, geraspelte Zucchini, mit Zitronensaft und
1 TL Olivenöl mariniert

Salz
Pfeffer
Oregano
Pinienkerne

Nach Belieben kurz in der Mikrowelle erhitzen.

NACHMITTAGS

150 g Magerjoghurt
1 Nektarine
3 Erdbeeren
2 Scheiben Zwieback

ABENDS

1 Kopf Lollo rosso
5 Scheiben Salatgurke
¼ gelbe Paprikaschote, in Streifen geschnitten
1 zerdrückte Knoblauchzehe
1 TL Dill
Salz
Pfeffer
Rotweinessig
Olivenöl

Alle Zutaten zu einem bunten Salat mischen.
Dazu: Knäckebrot nach Belieben und ⅛ l Rotwein

13. Tag

FRÜHSTÜCK

1 Tasse Kaffee (nach Möglichkeit entcoffeiniert)
2 Vollwertbrötchen
gut 1 EL Becel oder andere Diätmargarine

VORMITTAGS

5 Walnüsse

Mixgetränk
1 Banane
1 Apfel
1 Zitrone
3 entkernte Datteln
mit *750 ml Wasser* homogenisiert; schluckweise trinken.

MITTAGS

Truthahnleberpfanne mit Sherrysauce
Für 2 Personen:
150 g große weiße Trauben
300 g Truthahnleber
1 EL Öl
1 rote Zwiebel
50 ml Brühe
100 ml Sahne
Salz, Pfeffer
etwas frischer Estragon
1 Schuß halbtrockener Sherry

Die Weintrauben waschen, halbieren und entkernen. Die Truthahnleber unter fließendem kaltem Wasser waschen, trockentupfen. In 1 cm dicke Scheiben und diese wiederum in Streifen schneiden.
Die Zwiebel würfeln und im heißen Öl glasig dünsten. Die Leber dazugeben und rundherum kräftig anbraten. Mit der Brühe ablöschen, Sahne und Trauben dazugeben. Aufkochen. Mit Salz, Pfeffer, Estragon und Sherry abschmekken.
Dazu: *100 g gedünsteter Blumenkohl* und *100 g Vollwertnudeln* pro Person

NACHMITTAGS

1 Scheibe Vollkornbrot
1 EL Sojaaufstrich
bunte Paprikastreifen
200 ml Buttermilch

ABENDS

1 Kopfsalat
2 Tomaten
10 Zwiebelringe
Salz
Pfeffer
Balsamicoessig
Olivenöl

Aus allen Zutaten einen bunten Salat mischen.
Dazu: Knäckebrot nach Belieben und ⅛ l Rotwein

14. Tag

FRÜHSTÜCK

1 Tasse Kräutertee
2 Scheiben Grahambrot
1 EL Diätmargarine
1 EL Johannisbeermarmolade
1 Scheibe Putenschinken

VORMITTAGS

5 Cashewkerne

Mixgetränk
1 Banane
1 Apfel
1 Orange
½ Mango
mit *750 ml Wasser* homogenisiert;
schluckweise trinken.

MITTAGS	*2 Pellkartoffeln* *200 g gedünstete Zucchini, mit Petersilie und Crème fraîche verfeinert* *Sesamkörner oder Leinsamen zum Bestreuen*
NACHMITTAGS	*150 g Magerjoghurt* *½ Banane* *1 Kiwi* *4 Löffelbiskuits*
ABENDS	*½ Endiviensalat* *2 Tomaten* *1 zerdrückte Knoblauchzehe* *Salz* *Pfeffer* *Apfelessig* *Olivenöl*

Alle Zutaten zu einem erfrischenden Salat mischen.
Dazu: Knäckebrot nach Belieben

Wenn Kinder zu dick oder zu zappelig sind ...

Von Kindern wird verlangt, fast ständig zu lernen und stundenlang in der Schule aufmerksam zu sein. Viele können sich nicht konzentrieren, sind zu zappelig. Oft ist falsche Ernährung daran schuld. Denn Kinder lieben Fastfood. Was sie essen, enthält meist zu viel Fett, zu viel Cholesterin, zu viel Salz und Zucker, aber zu wenig Vitamine und Ballaststoffe. Die Folgen sind auch äußerlich zu sehen: Mehr als zwölf Prozent der Kinder zwischen sieben und zehn Jahren sind massiv übergewichtig, stellten Münchner Forscher fest. Andere neigen zur Magersucht.

Die Eltern sollten für einen Ausgleich sorgen. Dazu gehören Milchprodukte und ganz leicht verdauliche Fleischsorten. Tierisches Eiweiß ist wichtig für das Nervensystem. Beim Obst bitte darauf achten, möglichst eine Vielzahl von Früchten anzubieten, denn jede Frucht holt ihre wichtigsten Bestandteile aus einer anderer Bodentiefe. Eine bunte Mischung von Früchten sichert auch eine Vielfalt an Vitaminen und Spurenelementen.

Eine bisschen Psychologie gehört auch dazu. Bitte berücksichtigen Sie, dass Kinder weitaus empfindlichere Geschmacksnerven haben als Erwachsene. Lassen Sie Zutaten weg, die das Kind absolut nicht mag. Oder reichern Sie die Speisen mit Gewürzen an, die dem Kind schmecken. Geliebte Leckerbissen wie Ketchup müssen nicht unbedingt gestrichen, sollten aber wenigstens verringert werden. Gesunde Kost, die nur widerwillig oder in nicht ausreichendem Maß aufgenommen wird, verfehlt ihren Sinn. Also zwingen Sie das Kind nicht, gewisse Dinge – wie Zwiebeln oder Knoblauch – zu essen. Manchmal hilft auch ein Trick: Zwiebel kann püriert beigegeben werden. Spinat lässt sich durch anderes dunkelgrünes Gemüse ersetzen.

Kleinen Kindern macht das Essen mehr Spaß, wenn es lustig verziert und serviert wird. Man kann beispielsweise Gesichter aus Tomaten, Delikatessgürkchen und roten Paprikastreifen formen. Oder Schnittlauch und gelbe Paprikastreifen so legen, dass sie wie Blumen aussehen. Das wirkt oft Wunder.

Um festzustellen, wie gut es um die Konzentrationsfähigkeit von Grundschulkindern steht, hier ein

Kleiner Test

Es sollten so schnell wie möglich von 100 fortlaufend 7 abgezogen werden:
Beispiel: 100 – 7 = 93 – 7 = 86 – 7 = 79…

Bei gutem Konzentrationsvermögen wird dieser Test innerhalb von einer Minute ohne Schwierigkeiten fehlerfrei gelöst werden.

14-Tage-Kur für gesunde und ausgeglichene Kinder

Unsere Empfehlung:
Wenn bei den Mahlzeiten kein Getränk angegeben ist, sollte ausreichend Früchtetee, der bei Bedarf mit Honig gesüßt wird, getrunken werden. Wird Mineralwasser bevorzugt, so sollten dafür die gleichen Kriterien wie bei Schwangeren gelten.

1. Tag

FRÜHSTÜCK

1 Tasse Hagebuttentee
100 g Haferflocken
150 g Magerjoghurt
10 Rosinen
½ Apfel

VORMITTAGS

5 Walnüsse
1 Apfel

Mixgetränk
1 Banane
1 Apfel
1 Zitrone
3 entkernte Datteln
mit *750 ml Wasser* homogenisiert; schluckweise trinken.

Bei Schülern empfiehlt es sich natürlich, das Mixgetränk am Nachmittag zu verabreichen und stattdessen den Nachmittagsimbiss entsprechend aufbereitet in die Schule mitzugeben. Da in vielen Kindergärten und Grundschulen Milch und Milchprodukte angeboten werden, kann man sich auch mit dem Kind auf jeweils ein Milchprodukt einigen, welches man dann monatlich wechselt, und die mitgebrachte Mahlzeit, bzw. die restlichen Zutaten darauf abstimmen.

MITTAGS

Schollen-Surfbrett mit Knusper-Kruste im Kartoffel-Wellenmeer

Für 2 Personen:

400 g mehlig kochende Kartoffeln
0,1 l Milch
2 EL Butter
gemahlene Muskatnuss
1 große Möhre
½ TL Zucker
5 EL Cornflakes
2 EL Paniermehl
4 kleine Schollenfilets
1 EL Mehl
1 Ei
4 kleine Salatblätter
Zahnstocher

Kartoffeln schälen, vierteln und mit ½ TL Salz weich kochen. Abgießen und zerstampfen. Milch mit 1 EL Butter und 1 Prise Muskat aufkochen, langsam unter die Kartoffeln rühren, mit Salz abschmecken.
Möhren schälen, rundherum längs mit je 5 Rillen versehen und in Scheiben schneiden. In wenig Salzwasser mit Zucker zugedeckt 10 Minuten bei kleiner Hitze dünsten, gelegentlich umrühren.
Cornflakes in einem Frühstücksbeutel mit einem Nudelholz zerkleinern und mit dem Paniermehl mischen.
Schollenfilets kalt abspülen, trockentupfen und salzen.

Zuerst in Mehl, dann in verschlagenem Ei und zuletzt in der Cornflakesmischung wenden. In der restlichen Butter von beiden Seiten jeweils 2 Minuten goldbraun braten.
Das Kartoffelpüree auf die Teller verteilen und mit einem Eßlöffel Wellen hineindrücken. Jeweils ein bis zwei Schollenfilets als Surfbretter darauf setzen, die ein Salatblatt mit einem Zahnstocher als Segel erhalten. Das Kartoffelpüree mit Möhrensternen garnieren.

NACHMITTAGS

1 Scheibe Vollkornbrot
50 g Hüttenkäse
250 ml Milch

ABENDS

1 Kopfsalat
2 Tomaten
½ Bund Schnittlauch
Salz
Pfeffer
Balsamicoessig
Olivenöl

Aus allen Zutaten einen erfrischenden Salat mischen.
Dazu: Knäckebrot nach Belieben und 1 Mandarine

2. Tag

FRÜHSTÜCK

1 Tasse Ovomaltine
2 Scheiben Vollkornbrot
10 g Butter
1 EL Aprikosenmarmelade
1 Scheibe Putenschinken

VORMITTAGS

5 Cashewkerne

Mixgetränk
1 Banane
1 Apfel
1 Orange
½ Mango
mit *750 ml Wasser* homogenisiert; schluckweise trinken.

MITTAGS

Ratatouille mit Kartoffeln und Pilzen
Für 2 Personen:
je 100 g gelber, grüner, roter und orangefarbener Paprika
3 Zwiebeln, in dickere Würfel geschnitten
4 Tomaten, geviertelt
300 g gekochte Kartoffeln in Scheiben
100 g Champignons in Scheiben
2 EL Butter
Salz
Pfeffer
gehackte Kräuter

Eine Auflaufform buttern und das Gemüse abwechselnd hineinschichten. Mit Salz, Pfeffer und den gehackten Kräutern bestreuen, Butterflöckchen daraufsetzen und im vorgeheizten Ofen bei etwa 200 Grad C 20–30 Minuten garen.
Dazu gibt es zwei Scheiben Weißbrot pro Person.

NACHMITTAGS

150 g Magerjoghurt
½ Banane
1 Kiwi
2 Scheiben Zwieback

ABENDS

½ Endiviensalat
2 Tomaten
(1 zerdrückte Knoblauchzehe, je nach Geschmack des Kindes)
Salz
Pfeffer
Apfelessig
Olivenöl

Aus allen Zutaten einen bunten Salat mischen. Falls Ihrem Kind der Endiviensalat zu bitter ist, ersetzen Sie ihn durch Romana-, Novita- oder Kopfsalat.
Dazu: Knäckebrot nach Belieben und ½ Papaya

3. Tag

FRÜHSTÜCK

1 Tasse Pfefferminztee
100 g Haferflocken
150 g Magerjoghurt
50 g gedörrte Aprikosen, aufgeschnitten
5 Erdbeeren, aufgeschnitten

VORMITTAGS

8 Haselnüsse – pur oder mit einem Joghurt vermischt

Mixgetränk
1 Banane
1 Apfel
1 Orange
2 Kiwis
mit *750 ml Wasser* homogenisiert; schluckweise trinken.

MITTAGS

Makrelen-Sandwich

Für 2 Personen:

1 geräucherte Makrele (etwa 100 g)
20 g Zwiebeln
1 Bund Schnittlauch
1 Bund glatte Petersilie
2 EL Mayonnaise
Salz
schwarzer Pfeffer
½ Salatgurke
100 g Eisbergsalat
6 amerikanische Toastbrotscheiben

Die Makrele häuten, das Fleisch von den Gräten heben und mit zwei Gabeln zerpflücken. Die Zwiebeln pellen und fein würfeln oder reiben, den Schnittlauch in Röllchen schneiden, die Petersilie hacken. Fischfleisch, Schnittlauch, Petersilie und Zwiebeln mit Mayonnaise mischen und mit wenig Salz und Pfeffer würzen. Die gut gewaschene Gurke ungeschält in dünne Scheiben, den Eisbergsalat in feine Streifen schneiden.
Für jedes Sandwich zuerst eine Toastscheibe etwa 1 cm hoch mit der Fischfarce bestreichen, dann mit Gurkenscheiben abdecken und mit etwas Eisbergsalat belegen. Die 2. Toastscheibe darauf legen, mit Fischfarce bestreichen, zuerst mit Gurkenscheiben, dann mit Salat belegen. Mit der 3. Toastscheibe abdecken und fest andrücken. Jedes Sandwich diagonal durchschneiden und servieren.

NACHMITTAGS

1 Scheibe Grahambrot
50 g magerer Streichkäse
200 ml Fruchtmolke

ABENDS

½ Eissalat
1 Tomate
50 g gegarte Maiskörner
10 Zwiebelringe (viele Kinder bevorzugen Schnittlauch)
Salz
Pfeffer
Balsamicoessig
Olivenöl

Alle Zutaten zu einem bunten Salat mischen.
Dazu: Knäckebrot nach Belieben

4. Tag

FRÜHSTÜCK

1 Tasse Ovomaltine
2 Scheiben Grahambrot
1 EL Butter
1 EL Waldhonig
1 Scheibe Schnittkäse

VORMITTAGS

2 Paranüsse
1 Apfel

Mixgetränk
1 Banane
1 Apfel
2 Kiwis
½ Mango
mit *750 ml Wasser* homogenisiert; schluckweise trinken.

MITTAGS

Kartoffel-Käse-Nockerl mit Kräutern

Für 2 Personen:

500 g Kartoffeln
100 g frischer Spinat
75 g Mehl
1 EL Butter
Petersilie
Schnittlauch
Basilikum
Majoran
3 Eigelb
Salz
Pfeffer
100 g geriebener Käse
75 g geriebener Käse zum Bestreuen
Butter für die Form

Kartoffeln waschen, schälen, kochen, noch heiß durchpressen. Spinat waschen, verlesen, blanchieren und auf einem Sieb gut abtropfen lassen. Alle Zutaten bis auf den Käse zum Bestreuen zu einem Teig verkneten und gut würzen.
Aus dem Teig mit Teelöffeln Nockerl formen und in reichlich siedendem Salzwasser garen, abseihen. Die Nockerl in eine gebutterte Auflaufform füllen, mit Käse bestreuen und im Ofen kurz überbacken.

NACHMITTAGS

150 g Magerjoghurt
1 Nektarine
3 Erdbeeren
4 Löffelbiskuits

ABENDS

1 Kopf Lollo rosso
5 Scheiben Salatgurke
(bei Unverträglichkeit: Zucchini)

¼ gelbe Paprikaschote,
in Streifen geschnitten
1 zerdrückte Knoblauchzehe
1 TL Dill
Salz
Pfeffer
Rotweinessig
Olivenöl

Alle Zutaten zu einem bunten Salat mischen.
Dazu: Knäckebrot nach Belieben

5. Tag

FRÜHSTÜCK

1 Tasse Früchtetee
100 g Haferflocken
150 g Magerjoghurt
10 Rosinen
½ Apfel

VORMITTAGS

5 Walnüsse

Mixgetränk
1 Banane
1 Apfel
1 Zitrone
3 entkernte Datteln
mit *750 ml Wasser*
homogenisiert;
schluckweise trinken.

Gebratenes Kabeljaufilet mit Avocado-Sauce

Für 2 Personen:

250 g Kabeljaufilet
2 Scheiben Räucherlachs
½ kleine Zwiebel
1 Schuß Weißwein
⅛ l Gemüsebrühe
2 EL Schlagsahne
1 kleine Avocado (ohne Kern)
Saft von ½ Zitrone

Das Kabeljaufilet in vier gleich große Stücke schneiden und mit Salz, Pfeffer und Zitronensaft würzen. Lachs in vier gleich breite Streifen schneiden. Lachs um die Kabeljaustücke wickeln und mit Zahnstochern fixieren. Zwiebel schälen, fein hacken, in etwas Butter anschwitzen, mit Wein und Brühe aufgießen und aufkochen. Die Sahne zugießen und die Sauce nochmals aufkochen.

Avocado schälen, Fruchtfleisch in ca. 1 cm große Würfel schneiden und mit Zitronensaft vermischen.

Sauce vom Feuer nehmen, die Hälfte der Avocadostücke zugeben, mit einem Stabmixer pürieren. Restliches Avocadofleisch untermischen und die Sauce mit Salz und Pfeffer würzen.

Fischstücke in wenig Öl etwa eine Minute beidseitig braten, dabei öfters mit Bratfett übergießen. Parallel dazu die Sauce kurz erwärmen und mit den Filets anrichten.

Dazu *Kräuterspaghetti* servieren. Dafür die frisch gekochten Nudeln (150–200 g) mit einer gehackten, in Olivenöl gedünsteten Knoblauchzehe und vielen frisch gehackten Kräutern vermischen.

NACHMITTAGS

1 Scheibe Sonnenblumenkernbrot
50 g Magerquark,
mit etwas Marmelade verrührt
200 ml Buttermilch

ABENDS

1 Kopfsalat
2 Tomaten
10 Zwiebelringe
Salz
Pfeffer
Balsamicoessig
Olivenöl

Alle Zutaten zu einem erfrischenden Salat vermischen.
Dazu: Knäckebrot nach Belieben

6. Tag

FRÜHSTÜCK

1 Tasse Ovomaltine
2 Scheiben Dinkelbrot
1 EL Diätmargarine
1 EL Waldbeeronmarmelade
2 Scheiben Putenschinken

VORMITTAGS

5 Cashewkerne

Mixgetränk
1 Banane
1 Apfel
1 Orange
½ Mango
mit *750 ml Wasser* homogenisiert;
schluckweise trinken.

MITTAGS	*2 Pellkartoffeln* *150 g gedünstetes Kohlrabigemüse, mit Petersilie und Crème fraîche verfeinert* *2 Wiener Würstchen (Pute) heiß gemacht*
NACHMITTAGS	*150 g Magerjoghurt* *½ Banane, 1 Kiwi* *2 Scheiben Zwieback*
ABENDS	**Erbsen mit Krabben** Für 2 Personen: *500 g junge Erbsen* *20 g Butter* *1 EL Mehl, etwas Milch* *1 Eigelb* *frischer Dill* *1 Dose Krabben (125 g)*

Die Erbsen waschen, abtropfen lassen und in Butter fast weich dämpfen. Das Mehl anstäuben und verrühren, mit der Milch auffüllen und 10 Minuten durchkochen. Die Sauce mit Eigelb legieren und das Ganze mit fein gehacktem Dill und den Krabben vermengen.
Dazu *2 Pellkartoffeln* pro Person servieren.

7. Tag

FRÜHSTÜCK	*1 Tasse Hagebuttentee* *20 g Butter* *2 Scheiben Vollkornbrot* *2 Scheiben magerer Schinken*

VORMITTAGS

5 Walnüsse

Mixgetränk
1 Banane
1 Apfel
1 Orange
2 Kiwis
mit *750 ml Wasser* homogenisiert; schluckweise trinken.

MITTAGS

Thousand-Islands-Salat
Für 2 Personen:
je ½ rote und grüne Paprikaschote
½ Kopf Endivie
100 g Champignons
1 kleine Mango
1 kleines Glas marinierte Miesmuscheln
1 mariniertes Matjesfilet

Paprika putzen, waschen, halbieren, entkernen und mit der Hautseite nach oben auf ein Backbloch legen. Auf der obersten Einschubleiste so lange unter dem Grill bzw. der Oberhitze rösten, bis die Haut bräunt und Blasen wirft.
Paprika etwa fünf Minuten stehen lassen, dann häuten und längs vierteln. Mango schälen und in Spalten vom Kern lösen. Endivie, Champignons und marinierte Miesmuscheln miteinander vermengen.
Paprikastreifen, Mangospalten, marinierte Matjesfilets und die Miesmuscheln auf Tellern anrichten und nach Wunsch mit buntem Pfeffer bestreut servieren.

NACHMITTAGS

1 Scheibe Grahambrot
1 EL Putenleberaufstrich
200 ml Milch

ABENDS

½ Eissalat
1 Tomate
50 g Erbsen
10 Zwiebelringe
Salz
Pfeffer
Balsamicoessig
Olivenöl

Alle Zutaten zu einem bunten Salat mischen.
Dazu: Knäckebrot nach Belieben

8. Tag

FRÜHSTÜCK

1 Tasse Ovomaltine
2 Scheiben Vollkornbrot
1 EL Diätmargarine
1 EL Nutella
1 Scheibe Schnittkäse

VORMITTAGS

2 Paranüsse

Mixgetränk
1 Banane
1 Apfel
½ Ananas
mit *750 ml Wasser* homogenisiert;
schluckweise trinken.

MITTAGS

100 g gegarter Duftreis
200 g gedünstetes buntes Paprikagemüse (rot, gelb, grün) mit Tomaten und Zwiebeln, mit Salz, Pfeffer und 1 Prise Zucker gewürzt

NACHMITTAGS

150 g Magerjoghurt
100 g Waldbeeren
4 Löffelbiskuits

ABENDS

1 Kopf Friséesalat
5 Scheiben Salatgurke
½ rote Paprikaschote, in Streifen geschnitten
1 zerdrückte Knoblauchzehe
1 TL Dill
Salz
Pfeffer
Rotweinessig
Olivenöl

Alle Zutaten zu einem bunten Salat mischen.
Dazu: Knäckebrot nach Belieben, mit *100 g Kräuter-Frischkäse* bestrichen

9. Tag

FRÜHSTÜCK

1 Tasse Früchtetee
100 g Haferflocken
150 g Magerjoghurt
10 Rosinen
½ Apfel

VORMITTAGS

5 Macadamianüsse
1 Orange

Mixgetränk
1 Banane
1 Apfel
1 Zitrone
3 entkernte Datteln
mit *750 ml Wasser* homogenisiert; schluckweise trinken.

MITTAGS

Risotto alla Sarda – Sardische Reispfanne
Für 2 Personen:
100 g Truthahnoberkeule
100 g Truthahnbrust
3 EL Olivenöl
½ Zwiebel
etwas Rotwein
100 g Tomaten
½ Briefchen Safran
Salz
Pfeffer
1 TL Butter
150 g Reis
½ l Gemüsebrühe
50 g geriebener Pecorino oder Parmesan

Das Truthahnfleisch in kleine Würfel schneiden. In einer Kasserole das Öl erhitzen, die in feine Ringe geschnittene Zwiebel anbräunen. Dann das Fleisch zugeben und einige Minuten leicht anbraten. Den Wein angießen und verdampfen lassen. Die gehäuteten und gewürfelten Tomaten mit

dem Safran zum Fleisch geben, alles salzen und gut pfeffern. Die Sauce zugedeckt bei milder Hitze eindicken lassen. Inzwischen in einer weiteren Kasserole die Butter zerlassen und, sobald sie aufschäumt, den Reis hinzugeben. Drei bis vier Minuten leicht anrösten, dann die Fleischsauce hineingießen und alles ohne Deckel aufkochen, dabei ständig rühren und nach Bedarf mit einigen Schöpflöffeln heißer Brühe auffüllen. Wenn der Reis gar ist, den Herd abschalten, den geriebenen Käse unterziehen und nochmals mit etwas Pfeffer bestäuben. Ein letztes Mal energisch durchrühren und sofort servieren.
Dazu grünen Salat, angemacht mit Zitronensaft und Olivenöl, Salz und Pfeffer, servieren.

NACHMITTAGS	*1 Scheibe Vollkornbrot* *50 g Marmeladenquark* *(Magerquark, mit etwas* *Marmelade verrührt)* *200 ml Milch*
ABENDS	*1 Kopfsalat* *2 Tomaten* *½ Bund Schnittlauch* *Salz* *Pfeffer* *Balsamicoessig* *Olivenöl*

Alle Zutaten zu einem frischen Salat vermischen.
Dazu: Knäckebrot nach Belieben

10. Tag

FRÜHSTÜCK	*1 Tasse Ovomaltine* *2 Scheiben Vollkornbrot* *1 EL Diätmargarine* *1 EL Erdbeermarmelade* *2 Scheiben Putenwurst*
VORMITTAGS	*5 Cashewkerne*
	Mixgetränk *1 Banane* *1 Apfel* *1 Orange* *½ Mango* mit *750 ml Wasser* homogenisiert; schluckweise trinken.
MITTAGS	*2 Pellkartoffeln* *200 g gedünsteter Broccoli* *2 Wiener Würstchen* *(Pute)*
NACHMITTAGS	*150 g Magerjoghurt* *½ Banane* *1 Kiwi* *2 Scheiben Zwieback*
ABENDS	*½ Endiviensalat* *1 Tomate* *1 Radieschen* *1 zerdrückte Knoblauchzehe* *Salz* *Pfeffer*

Apfelessig
Olivenöl

Alle Zutaten zu einem bunten Salat mischen.
Dazu: ½ gegrilltes Hähnchen

11. Tag

FRÜHSTÜCK

1 Tasse Pfefferminztee
100 g Haferflocken
150 g Magerjoghurt
50 g gedörrte Aprikosen, aufgeschnitten
5 Erdbeeren, aufgeschnitten

VORMITTAGS

2 Scheiben Ananas
3 Walnüsse

Mixgetränk
1 Banane
1 Apfel
1 Orange
2 Kiwis
mit *750 ml Wasser* homogenisiert; schluckweise trinken.

MITTAGS

Eier mit Matjescreme
Für 2 Personen:
4 Eier
1 Matjesfilet, 80 g Sahnequark
1 EL süße Sahne
Pfeffer
1 Bund Schnittlauch

Eier hart kochen, abschrecken und vierteln. In der Zwischenzeit das Matjesfilet abspülen und fein pürieren. Matjespüree mit Quark, Sahne, Pfeffer sowie dem gehackten Schnittlauch mischen und abschmecken.
Dazu *2 Pellkartoffeln* pro Person reichen.

NACHMITTAGS	*1 Scheibe Grahambrot* *1 EL Nutella* *200 ml Milch*
ABENDS	*½ Eissalat* *1 Tomate* *50 g gekochte grüne Bohnen* *10 Zwiebelringe* *Salz* *Pfeffer* *Balsamicoessig* *Olivenöl*

Alle Zutaten zu einem bunten Salat mischen.
Dazu: Knäckebrot nach Belieben

12. Tag

FRÜHSTÜCK	*1 Tasse Ovomaltine* *2 Scheiben Vollkornbrot* *1 EL Diätmargarine* *1 EL Waldhonig* *1 Scheibe Schnittkäse*
VORMITTAGS	*2 Paranüsse*

Mixgetränk
1 Banane
1 Apfel
2 Kiwis
½ Mango
mit *750 ml Wasser* homogenisiert;
schluckweise trinken.

MITTAGS

100 g Kartoffelpüree
200 g rohe, geraspelte Zucchini,
mit Zitronensaft und
1 TL Olivenöl mariniert
Salz
Pfeffer
Oregano
Pinienkerne

Nach Belieben kurz in der Mikrowelle erhitzen.

NACHMITTAGS

150 g Magerjoghurt
1 Nektarine
3 Erdbeeren
2 Scheiben Zwieback

ABENDS

Hühnerbrust mit Avocado
Für 2 Personen:
2 Hühnerbrüste, enthäutet,
entbeint und halbiert
Salz und
frisch gemahlener schwarzer Pfeffer
2 EL Butter
1 EL Schalotten fein gehackt
125 g Champignons,
in Scheiben geschnitten

1/8 l Gemüsebrühe
1 Tasse dicke süße Sahne
1 reife Avocado, geschält, entkernt und in Würfel geschnitten

Hühnerbrüste in Streifen schneiden, salzen und pfeffern. Butter in einer Pfanne erhitzen und, bevor sie zu bräunen beginnt, das Hühnerfleisch etwa 3–4 Minuten bei starker Hitze anbraten. Dabei die Pfanne leicht schwenken. Die Hühnerstreifen aus der Pfanne nehmen.
Schalotten und Pilze hineingeben und kurz anbraten. Mit Brühe ablöschen. Die Sahne dazugeben und fünf Minuten lang einkochen. Pfeffern und mit Salz abschmecken.
Die Avocadowürfel in der Sauce auf mittlerer Flamme gerade erwärmen, dabei vorsichtig umrühren, damit das Avocadofleisch nicht zu Brei wird.
Die Hühnerstreifen samt angesammeltem Saft in die Sauce zurückgeben und sanft durchwärmen.
Dazu Curry-Reis servieren.

13. Tag

FRÜHSTÜCK

1 Tasse Früchtetee
100 g Haferflocken
150 g Magerjoghurt
10 Rosinen
1/2 Apfel

VORMITTAGS

5 Walnüsse

Mixgetränk

1 Banane
1 Apfel
1 Zitrone

	3 entkernte Datteln mit *750 ml Wasser* homogenisiert; schluckweise trinken.
MITTAGS	*Dorschfilet,* in *Sesamkörnern* paniert, in der Teflonpfanne in *1 EL Olivenöl* bei sehr niederer Temperatur beidseitig gebräunt *100 g gedünsteter Blumenkohl* *100 g Kartoffelpüree*
NACHMITTAGS	*1 Scheibe Vollkornbrot* *1 EL Sojaaufstrich* *bunte Paprikastreifen* *200 ml Fruchtmolke*
ABENDS	*1 Kopfsalat* *2 Tomaten* *10 Zwiebelringe* *Salz, Pfeffer* *Balsamicoessig* *Olivenöl*

Alle Zutaten zu einem frischen Salat mischen.
Dazu: Knäckebrot nach Belieben

14. Tag

FRÜHSTÜCK	*1 Tasse Ovomaltine* *2 Scheiben Grahambrot* *1 EL Johannisbeermarmelade* *10 g Butter* *1 Scheibe Putenschinken*

VORMITTAGS

5 Cashewkerne

Mixgetränk
1 Banane
1 Apfel
1 Orange
½ Mango
mit 750 ml Wasser homogenisiert;
schluckweise trinken.

MITTAGS

2 Pellkartoffeln
200 g gedünstete Zucchini,
mit Petersilie und
Crème fraîche verfeinert
Sesamkörner

NACHMITTAGS

150 g Magerjoghurt
½ Banane
1 Kiwi
4 Löffelbiskuits

ABENDS

Kartoffelspieß
vom Grill
Für 2 Personen:
400 g kleine neue Kartoffeln
200 g ganz kleine oder
in Viertel geschnittene Zwiebeln
30 g Butter
1 EL dünnflüssiger Bienenhonig
1 Schuß Worchestersauce
1 TL Zitronensaft
1 TL Sojasauce
Salz

Die gewaschenen Kartoffeln 15 Minuten als Pellkartoffeln kochen, abgießen, abschrecken und schälen. Abwechselnd mit den vorbereiteten Zwiebeln auf kleine Holzspießchen stecken. Auf den Holzkohlengrill oder unter den vorgeheizten Elektrogrill legen. Aus flüssiger Butter, Honig und den übrigen Zutaten eine Sauce rühren. Die Spießchen während des Grillens immer wieder damit bestreichen. Nach etwa 20 Minuten sind sie gar.

In der Schwangerschaft: Vitamine, Vitamine!

Ein Kind entsteht. In ungeheurer Geschwindigkeit wachsen Milliarden von Nervenzellen heran. Jetzt werden die Schaltkreise aufgebaut, die das Denken steuern. Und nun kommt es darauf an, dass die werdende Mutter nicht unbedingt viel mehr isst, sondern dass sie *richtig* isst. Der Bedarf an Nährstoffen ist nur leicht erhöht. Schwangere brauchen vor allem eine vitamin- und mineralstoffreiche, aber fettarme Ernährung.

Haben Sie schon einmal von Folsäure gehört? Sie gehört zur Gruppe der B-Vitamine. Untersuchungen zeigen: Vielen Frauen fehlt es an Folsäure. Beispielsweise Spinat, Spargel, Weizenkeime und viele Obstsorten sind reich an Folsäure.

Unsere Empfehlung:

Bitte keine Einseitigkeit – essen Sie sowohl Obst wie Gemüse. Sie brauchen aber auch Vitamin B12. Und das ist beispielsweise in Fisch, Fleisch, Geflügel, Milch, Eiern und Käse enthalten. Bei den Vitaminen und Mineralstoffen darf es keinen Mangel geben. Gut sind auch Nüsse. Als Urkost des Menschen waren sie schon immer wichtige Eiweißlieferanten. Worauf Sie unbedingt verzichten müssen: Alkohol und Nikotin.

Was schwangere Frauen wirklich brauchen, bietet nachstehende Diät:

14-Tage-Kur, die schwangeren Frauen gut tut

Unsere Empfehlung:
Wenn bei den Mahlzeiten kein Getränk angegeben ist, so sollte ausreichend Mineralwasser getrunken werden. Allerdings wäre zu beachten, dass es nur mit wenig Kohlensäure versetzt ist. Am besten ist ein natürliches Mineralwasser.

1. Tag

FRÜHSTÜCK

1 Tasse Hagebuttentee
100 g Haferflocken
150 g Magerjoghurt
10 Rosinen
½ Apfel

VORMITTAGS

Mixgetränk
1 Banane
1 Apfel
1 Zitrone
3 entkernte Datteln
mit *750 ml Wasser* homogenisiert; schluckweise trinken.

MITTAGS

Saltimbocca alla Romana – Salbeischnitzelchen
Für 2 Personen:
4 dünn geschnittene Truthahnschnitzel (ca. 250g)
4 Scheiben Truthahn-Lachsschinken
4 große Salbeiblätter

30 g Butter
1 Schuß trockener Weißwein
Salz
weißer Pfeffer

Die Truthahnschnitzel eventuell noch dünner klopfen. Jeweils mit einer Scheibe Lachsschinken und 1 Salbeiblättchen belegen und mit einem Zahnstocher feststecken. Die Schnitzel wenden und die andere Seite vorsichtig mit Salz und Pfeffer würzen. In einer weiten Pfanne die Butter zerlassen. Die Schnitzel auf einer Seite zwei Minuten braten, dann wenden und auf der zweiten Seite noch einmal kurz braten. Die Schnitzel auf einer vorgewärmten Platte warm halten. Den Bratenfond mit dem Weißwein ablöschen, kurz aufkochen und über die Schnitzelchen gießen.
Dazu *100 g gegarten Wildreis* und *100 g gedünsteten Broccoli* reichen.

NACHMITTAGS

1 Scheibe Vollkornbrot
50 g Hüttenkäse
200 ml Milch

ABENDS

1 Kopfsalat
2 Tomaten
10 Zwiebelringe
Salz
Pfeffer
Balsamicoessig
Olivenöl

Alle Zutaten zu einem bunten Salat mischen.
Dazu: Knäckebrot nach Belieben

SPÄTMAHLZEIT

5 Walnüsse

2. Tag

FRÜHSTÜCK

1 Tasse Ovomaltine
2 Scheiben Vollkornbrot
1 EL Diätmargarine
1 EL Aprikosenmarmelade
1 Scheibe Putenschinken

VORMITTAGS

Mixgetränk
1 Banane
1 Apfel
1 Orange
½ Mango
mit *750 ml Wasser* homogenisiert; schluckweise trinken.

MITTAGS

Pochierter Lachs mit Sauce hollandaise und Blattspinat
Für 2 Personen:
400 g kleine Kartoffeln
1 TL Kümmel
3 Schalotten
1 Knoblauchzehe, fein gehackt
2 EL Butter
300 g Blattspinat, geputzt gewogen
2 Stück rohes Lachsfilet ohne Haut à 180 g
Saft von ½ Zitrone
¼ l Fischsud
125 ml Sauce hollandaise
(siehe Seite 138)
Salz
weißer Pfeffer aus der Mühle

frisch geriebene Muskatnuss
Butter zum Ausstreichen der Form

Kartoffeln waschen und in Salzwasser mit Kümmel kochen. Abseihen, etwas abkühlen lassen und schälen.
2 Schalotten fein würfeln und mit dem Knoblauch in heißer Butter leicht anbraten. Spinat zugeben, abgedeckt zusammenfallen lassen und kräftig mit Salz, Pfeffer und Muskatnuss würzen.
Lachs mit Salz, Pfeffer und Zitronensaft würzen. Die 3. Schalotte in Streifchen schneiden und mit dem Lachs in eine gebutterte Form legen. Heißen Fischsud angießen und mit Alufolie abgedeckt im vorgeheizten Ofen bei 160 Grad C etwa 8 Minuten pochieren.
Kartoffeln in einer Pfanne mit 1 EL Butter erhitzen und mit Salz würzen. Pochierten Lachs mit Butterkartoffeln, Blattspinat und Sauce hollandaise (siehe Seite 138) auf vorgewärmten Tellern anrichten.

NACHMITTAGS

150 g Magerjoghurt
½ Banane, 1 Kiwi
2 Scheiben Zwieback

ABENDS

½ Endiviensalat
2 Tomaten
1 zerdrückte Knoblauchzehe
Salz, Pfeffer
Apfelessig, Olivenöl

Alle Zutaten zu einem erfrischenden Salat mischen.
Dazu: Knäckebrot nach Belieben

SPÄTMAHLZEIT

5 Cashewkerne

3. Tag

FRÜHSTÜCK

1 Tasse Pfefferminztee
100 g Haferflocken
150 g Magerjoghurt
50 g gedörrte Aprikosen, aufgeschnitten, nach Belieben über Nacht eingeweicht
5 Erdbeeren, frisch aufgeschnitten

VORMITTAGS

Mixgetränk
1 Banane
1 Apfel
1 Orange
2 Kiwis
mit *750 ml Wasser* homogenisiert; schluckweise trinken.

MITTAGS

In Strudelteig gebackener Zander auf Tomatengemüse
Für 4 Personen:
1 kg reife Tomaten
2 EL Butter
2 Schalotten
1 Knoblauchzehe
Salz, Pfeffer aus der Mühle
Zucker
etwas Basilikum
1 Paket Strudelteig
40 g Butter zum Bestreichen
4 Zanderfilets à 150 g
Salz, Pfeffer aus der Mühle
1 Zitrone
3 EL Öl zum Ausbacken

Tomaten mit kochendem Wasser überbrühen, kalt abschrecken, häuten, vierteln, entkernen und in Streifen schneiden. In einem Topf Butter erhitzen. Schalottenwürfel und zerdrückten Knoblauch darin glasig dünsten. Tomaten zugeben. Mit Salz, Pfeffer und Zucker würzen. Topfinhalt schwenken und das gehackte Basilikum zufügen.
Den Strudelteig auslegen, mit flüssiger Butter bestreichen und vierteln. Die Zanderfilet-Seiten mit Salz, Pfeffer und Zitronensaft würzen. Je ein Filet auf ein Strudelblatt legen und vorsichtig einschlagen.
Das Öl in einer Pfanne erhitzen und die Zanderpäckchen etwa 4–5 Minuten bei mittlerer Hitze von beiden Seiten goldbraun ausbacken. Herausheben und auf Küchenpapier abtropfen lassen. Den Fisch mit dem Tomatengemüse auf vorgewärmten Tellern anrichten.

NACHMITTAGS

1 Scheibe Grahambrot
50 g magerer Streichkäse

Dazu: 200 ml Milch

ABENDS

½ Eissalat
1 Tomate
50 g gedünstete Maiskörner
10 Zwiebelringe
Salz
Pfeffer
Balsamicoessig
Olivenöl

Alle Zutaten zu einem bunten Salat mischen.
Dazu: Knäckebrot nach Belieben

SPÄTMAHLZEIT

8 Macadamianüsse

4. Tag

FRÜHSTÜCK	*1 Tasse Ovomaltine* *2 Scheiben Vollkornbrot* *1 EL Diätmargarine* *1 EL Waldhonig* *2 Scheiben Schnittkäse*
VORMITTAGS	**Mixgetränk** *1 Banane* *1 Apfel* *2 Kiwis* *½ Mango* mit *750 ml Wasser* homogenisiert; schluckweise trinken.
MITTAGS	*100 g gedünsteter Wildreis* *200 g rohe, geraspelte Karotten,* *mit Zitronensaft und* *1 TL Olivenöl mariniert* *Salz* *Pfeffer* *1 Prise Zucker* *Petersilie* *Sesamkörner*

Nach Belieben kurz in der Mikrowelle erhitzt.

NACHMITTAGS	*150 g Magerjoghurt* *1 Nektarine* *3 Erdbeeren* *2 Scheiben Zwieback*

ABENDS

1 Kopf Lollo rosso
100 g Kräuterquark
5 Scheiben Salatgurke
(bei Unverträglichkeit: Zucchini)
¼ gelbe Paprikaschote,
in Streifen geschnitten
1 zerdrückte Knoblauchzehe
1 TL Dill
Salz
Pfeffer
Rotweinessig
Olivenöl

Aus allen Zutaten einen bunten Salat mischen.
Dazu: Knäckebrot nach Belieben

SPÄTMAHLZEIT

2 Paranüsse

5. Tag

FRÜHSTÜCK

1 Tasse Früchtetee
100 g Haferflocken
150 g Magerjoghurt
10 Rosinen
½ Apfel

VORMITTAGS

Mixgetränk
1 Banane
1 Apfel
1 Zitrone
3 entkernte Datteln
mit *750 ml Wasser* homogenisiert;
schluckweise trinken.

MITTAGS

Curryhuhn mit Orangenmarmelade
Für 2 Personen:
2 Hühnerschenkel
3 EL Orangenmarmelade
1 TL mildes Currypulver
1 TL Salz
3 EL Wasser
Butter für die Form

Den Ofen auf 180 Grad C vorheizen. Marmelade, Currypulver, Salz und Wasser verrühren. Eine flache feuerfeste Schüssel buttern, die Hühnerschenkel hineinlegen und die Sauce über das Huhn träufeln, so dass alle Teile bedeckt sind. In den Ofen schieben und 45 Minuten backen. Während dieser Zeit das Huhn öfters mit der Sauce begießen. Nach Bedarf etwas heißes Wasser zugießen.
Dazu *100 g gedünsteten Basmatireis* servieren.

NACHMITTAGS

1 Scheibe Vollkornbrot
50 g Hüttenkäse
200 ml Milch

ABENDS

1 Kopfsalat
2 Tomaten
10 Zwiebelringe
Salz, Pfeffer
Balsamicoessig
Olivenöl

Alle Zutaten zu einem erfrischenden Salat mischen.
Dazu: Knäckebrot nach Belieben

SPÄTMAHLZEIT

5 Walnüsse

6. Tag

FRÜHSTÜCK	*1 Tasse Ovomaltine* *2 Scheiben Vollkornbrot* *1 EL Diätmargarine* *1 EL Waldbeerenmarmelade* *1 Scheibe Putenschinken*
VORMITTAGS	**Mixgetränk** *1 Banane* *1 Apfel* *1 Orange* *½ Mango* mit *750 ml Wasser* homogenisiert; schluckweise trinken.
MITTAGS	*2 Pellkartoffeln* *200 g gedünstetes Kohlrabigemüse,* *mit Petersilie und* *Crème fraîche verfeinert.*
NACHMITTAGS	*150 g Magerjoghurt* *½ Banane* *1 Kiwi* *2 Scheiben Zwieback*
ABENDS	*½ Endiviensalat* *2 Tomaten* *1 zerdrückte Knoblauchzehe* *Salz* *Pfeffer* *Apfelessig* *Olivenöl* *2 Scheiben magerer Schinken*

Aus allen Zutaten einen bunten Salat mischen. Entweder den gewürfelten Schinken unterheben oder mit dem Brot essen.
Dazu: Knäckebrot nach Belieben

SPÄTMAHLZEIT

5 Cashewkerne

7. Tag

FRÜHSTÜCK

1 Tasse Hagebuttentee
100 g Haferflocken
150 g Magerjoghurt
50 g gedörrte Aprikosen, aufgeschnitten und nach Belieben über Nacht eingeweicht
5 Erdbeeren, frisch aufgeschnitten

VORMITTAGS

Mixgetränk
1 Banane
1 Apfel
1 Orange
2 Kiwis
mit *750 ml Wasser* homogenisiert; schluckweise trinken.

MITTAGS

Dill-Rahmkartoffeln
Für 4 Personen:
1 kg junge Kartoffeln
20 g Butter, 10 g Mehl
$^1/_8$ l Fleischbrühe
$^1/_4$ l Sahne (Rahm)
$^1/_2$ TL Salz
1 Msp Muskat
3 gehäufte EL frisch gehackter Dill

Die geschälten Kartoffeln im Salzwasser kochen, abgießen. Die Butter in einer Kasserolle erhitzen, Mehl einrühren und eine helle Mehlschwitze bereiten, mit Brühe ablöschen. Ca. 5 Minuten kochen, dann die Sahne zufügen. Zum Schluß die Gewürze zugeben und weitere 4–5 Minuten köcheln lassen. Kartoffeln in die Sauce geben und erhitzen.
Dazu einen grünen Salat mit Zitronensaft, Öl und frischen Kräutern reichen.

NACHMITTAGS	*1 Scheibe Grahambrot* *50 g magerer Streichkäse* *200 ml Milch*
ABENDS	*½ Eissalat, 1 Tomate* *50 g gedünstete Erbsen* *oder Zuckerschoten* *10 Zwiebelringe* *Salz, Pfeffer* *Balsamicoessig* *Olivenöl*

Aus allen Zutaten einen bunten Salat mischen.
Dazu: Knäckebrot nach Belieben

SPÄTMAHLZEIT	*8 Haselnüsse – pur oder gerieben* *und mit Joghurt vermischt*

8. Tag

FRÜHSTÜCK	*1 Tasse Ovomaltine* *2 Scheiben Vollkornbrot* *1 EL Diätmargarine* *1 EL Akazienhonig* *1 Scheibe Schnittkäse*

VORMITTAGS

Mixgetränk
1 Banane
1 Apfel
½ Ananas
mit *750 ml Wasser* homogenisiert;
schluckweise trinken.

MITTAGS

100 g gegarter Duftreis
200 g gedünstetes
buntes Paprikagemüse
(rot, gelb, grün)
mit Tomaten und Zwiebeln,
mit Salz, Pfeffer und
1 Prise Zucker gewürzt.

NACHMITTAGS

150 g Magerjoghurt
100 g Waldbeeren
4 Löffelbiskuits

ABENDS

1 Kopf Friséesalat
5 Scheiben Salatgurke
¼ rote Paprikaschote,
in Streifen geschnitten
1 zerdrückte Knoblauchzehe
1 TL Dill
Salz, Pfeffer
Rotweinessig
Olivenöl
2 Scheiben magerer Schinken

Aus allen Zutaten einen bunten Salat mischen; entweder den gewürfelten Schinken untermischen oder mit dem Brot essen.
Dazu: Knäckebrot nach Belieben

SPÄTMAHLZEIT

2 Paranüsse

9. Tag

FRÜHSTÜCK

1 Tasse Früchtetee
100 g Haferflocken
150 g Magerjoghurt
10 Rosinen
½ Apfel

VORMITTAGS

Mixgetränk
1 Banane
1 Apfel
1 Zitrone
3 entkernte Datteln
mit *750 ml Wasser* homogenisiert;
schluckweise trinken.

MITTAGS

Kabeljau-Ragout mit Gemüse
Für 4 Personen:
750 g Kabeljaufilets
Salz, Pfeffer
Saft von 1 Zitrone
1 Zwiebel
⅜ l Gemüsebrühe
⅛ l Weißwein
1 Bund Estragon
2 EL Butter
Mehl
¼ l Schlagsahne
Für die Garnitur:
500 g Blumenkohl
500 g Broccoli

10 schwarze Oliven
½ Packung tiefgekühlter Blätterteig
1 Ei zum Bestreichen

Blumenkohl und Broccoli putzen, waschen, in kleine Röschen teilen, in leicht gesalzenem Wasser bißfest kochen, abseihen, abschrecken und gut abtropfen lassen. Von den Oliven links und rechts vom Kern dünne Scheiben abschneiden bzw. die Oliven entkernen und halbieren.
Blätterteig auf einer bemehlten Arbeitsfläche messerrückendick ausrollen. Mit einem Ausstecher von ca. 5 cm Durchmesser oder einem Glas Halbmonde ausstechen. Mit verquirltem Ei bestreichen, auf ein Blech setzen und im vorgeheizten Rohr bei 200 Grad C in ca. 4 Minuten goldgelb backen.
Von den Kabeljaufilets eventuell vorhandene Gräten mit einer Pinzette auszupfen. Filets in quadratische Stücke schneiden und mit Salz, Pfeffer und Zitronensaft würzen. Zwiebel schälen, fein hacken und mit Weißwein und Brühe aufkochen. Die Fischstücke einlegen, aufkochen, mit Alufolie abdecken und bei kleiner Hitze etwa 6 Minuten garziehen lassen. Kabeljaustücke aus dem Fond heben und warm stellen.
Estragonblättchen von den Stielen zupfen und fein hacken.
1 EL Butter bis zum Aufschäumen erhitzen, 1 EL Mehl einrühren und anschwitzen ohne Farbe nehmen zu lassen. Mit dem Fischfond aufgießen, gut durchrühren, damit sich keine Klümpchen bilden und aufkochen. Schlagsahne zugießen und zu cremiger Konsistenz einkochen. Sauce mit Salz und Pfeffer abschmecken.
1 EL Butter erhitzen, Gemüse und Oliven zugeben, wenig Wasser angießen, salzen, pfeffern und durchschwenken. Fischstücke, Gemüse und Estragon unter die Sauce rühren, kurz ziehen lassen und mit den Blätterteighalbmonden als Garnitur anrichten.
Dazu paßt jede Art von Salat.

NACHMITTAGS

1 Scheibe Vollkornbrot
50 g Hüttenkäse
200 ml Milch

ABENDS

1 Kopfsalat
2 Tomaten
10 Zwiebelringe
Salz
Pfeffer
Balsamicoessig
Olivenöl

Alle Zutaten zu einem frischen Salat mischen.
Dazu: Knäckebrot nach Belieben

SPÄTMAHLZEIT

5 Walnüsse

10. Tag

FRÜHSTÜCK

1 Tasse Ovomaltine
2 Scheiben Vollkornbrot
1 EL Diätmargarine
1 EL Erdbeermarmelade
1 Scheibe Putenschinken

VORMITTAGS

Mixgetränk
1 Banane
1 Apfel
1 Orange
½ Mango
mit *750 ml Wasser* homogenisiert;
schluckweise trinken.

MITTAGS

2 Pellkartoffeln
200 g gedünsteter Broccoli
1 kleines Truthahnschnitzel, geschmort

NACHMITTAGS

150 g Magerjoghurt
½ Banane
1 Kiwi
2 Scheiben Zwieback

ABENDS

Coq au vin – Hähnchen in Wein

Für 4 Personen:

1 Hähnchen in Portionsstücken
Salz
frisch gemahlener schwarzer Pfeffer
4 EL Butter
150 g Champignons
1 fein gehackte Zwiebel
4 klein gehackte Schalotten
1 Lorbeerblatt
1 Zehe Knoblauch, gehackt
½ TL getrockneter oder
2 Stängel frischer Thymian
1 TL Mehl
⅛ l Hühnerbrühe
¼ l trockener Rotwein.

Die Hühnerteile salzen und pfeffern. Die Butter in einer großen Pfanne erhitzen, die Hähnchenteile mit der Hautseite nach unten 7–8 Minuten goldbraun braten. Umdrehen, die Hitze reduzieren und die Teile etwa 20 Minuten weiter braten, gelegentlich wenden. Wenn das Fleisch auf allen Seiten gleichmäßig braun ist, mit einer Küchenzange aus der Pfanne heben und auf einer Platte warm halten.

Die Pilze halbieren oder vierteln und im selben Fett in der Pfanne anbraten. Salzen, pfeffern und auf mittelgroßer Flamme etwa zwei Minuten garen. Zwiebeln, Schalotten, Knoblauch, Thymian und Lorbeer zufügen weich schmoren. Gleichmäßig mit Mehl bestreuen und mit dem Schneebesen umrühren. Brühe und Wein unter kräftigem Rühren zugießen. Alle Fleischrückstände vom Pfannenboden aufrühren. Etwa 5 Minuten auf kleiner Flamme brodeln lassen. Hühnerteile mitsamt dem Bratensaft in die Pfanne geben. 15–20 Minuten in der Sauce durchziehen lassen.
Dazu *100 g gegarten Wildreis* und folgenden Salat servieren:

½ Endiviensalat
2 Tomaten
1 zerdrückte Knoblauchzehe
Salz
Pfeffer
Apfelessig
Olivenöl

SPÄTMAHLZEIT

5 Cashewkerne

11. Tag

FRÜHSTÜCK

1 Tasse Pfefferminztee
100 g Haferflocken
150 g Magerjoghurt
1 geriebener Apfel
½ Banane

VORMITTAGS

Mixgetränk
1 Banane
1 Apfel

1 Orange
2 Kiwis
mit *750 ml Wasser* homogenisiert;
schluckweise trinken.

MITTAGS

Matjes mit Kohl
Für 2 Personen:
4 Doppelfilets junge Matjesheringe
300 g Weißkohl
1 TL Salz
50 g durchwachsener Speck
5 EL Weinessig
Pfeffer aus der Mühle
1 TL Kümmel
1 Knoblauchzehe
5 EL Öl

Weißkohl vierteln, in feine Streifen schneiden oder hobeln. Mit Salz in eine Schüssel geben und mit dem Kartoffelstampfer fünf Minuten stampfen, bis der Kohl Wasser zieht. Speck würfeln. In einer Pfanne erhitzen, bis er glasig wird. Speckfett mit Essig, Pfeffer, Kümmel, zerdrücktem Knoblauch und Öl mischen. Diese Sauce in der Pfanne erhitzen, über den Kohl gießen und untermischen. Nun auch die ausgebratenen Speckwürfel zugeben und alles 30 Minuten durchziehen lassen. Vor dem Auftragen das Gemüse im Backofen noch einmal kurz erwärmen.
Pro Portion *je zwei Doppelfilets jungen Matjes* mit Kohl servieren.

NACHMITTAGS

1 Scheibe Grahambrot
50 g magerer Streichkäse
200 ml Milch

ABENDS

½ Eissalat
1 Tomate
50 g gedünstete grüne Bohnen
10 Zwiebelringe
Salz
Pfeffer
Balsamicoessig
Olivenöl

Aus allen Zutaten einen bunten Salat mischen.
Dazu: Knäckebrot nach Belieben

SPÄTMAHLZEIT

8 Haselnüsse

12. Tag

FRÜHSTÜCK

1 Tasse Ovomaltine
2 Scheiben Vollkornbrot
1 EL Diätmargarine
1 EL Waldhonig
1 Scheibe Schnittkäse

VORMITTAGS

Mixgetränk
1 Banane
1 Apfel
2 Kiwis
½ Mango
mit *750 ml Wasser* homogenisiert; schluckweise trinken.

MITTAGS

100 g gegarter Wildreis
200 g rohe, geraspelte Zucchini, mit Zitronensaft und 1 TL Olivenöl mariniert

Salz
Pfeffer
Oregano
Pinienkerne

Nach Belieben kurz in der Mikrowelle erhitzt.

NACHMITTAGS

150 g Magerjoghurt
1 Nektarine
3 Erdbeeren
2 Scheiben Zwieback

ABENDS

Lachs-Frischkäseaufstrich
Für 4 Personen:
200 g Frischkäse
90 g Magerquark
60 g Sahne
Saft von ½ Zitrone
60 g pochierter Lachs
80 g Räucherlachs, fein gehackt
10 g frisch geriebener Meerrettich
Salz
weißer Pfeffer aus der Mühle

Frischkäse, Magerquark und Sahne verrühren und mit Salz, Pfeffer und Zitronensaft abschmecken. Den pochierten Lachs mit einer Gabel zerpflücken und mit dem fein gehackten Räucherlachs unter den Frischkäse heben. Falls kein pochierter Lachs zur Verfügung steht, können auch 140 g Räucherlachs genommen werden. Dann schmeckt der Aufstrich jedoch kräftiger.
Dazu *Pellkartoffeln* oder Vollkornbrot reichen.

SPÄTMAHLZEIT

2 Paranüsse

13. Tag

FRÜHSTÜCK

1 Tasse Früchtetee
100 g Haferflocken
150 g Magerjoghurt
10 Rosinen
½ Apfel

VORMITTAGS

Mixgetränk
1 Banane
1 Apfel
1 Zitrone
3 entkernte Datteln
mit *750 ml Wasser*
homogenisiert;
schluckweise trinken.

MITTAGS

Überbackenes Seelachsfilet
Für 4 Personen:
600 g Seelachsfilet
750 g Kartoffeln
100 g Butter
50 g Schlagsahne
Salz
Pfeffer
400 g in Scheiben geschnittene Zwiebeln
2 EL feine Schnittlauchröllchen
80 g geriebener Käse
etwas frische, gehackte Petersilie
etwas Öl zum Einfetten der Auflaufform

Die geschälten Kartoffeln in ungesalzenem Wasser kochen, das Wasser abgießen und die Kartoffeln trocken dämpfen. Mit der Sahne, 50 g Butter, Salz und Pfeffer pürieren. Zwiebeln in der restlichen Butter dünsten, würzen und Schnittlauch zugeben. Seelachsfilet abspülen, trockentupfen und in schmale Stücke schneiden.
Eine Auflaufform einfetten, auf dem Boden knapp die Hälfte des Kartoffelpürees und darauf die Seelachsfiletstücke verteilen, Zwiebeln und das restliche Kartoffelpüree darüber schichten. Das Ganze gleichmäßig mit dem Käse bestreuen und in der Form im vorgeheizten Backofen bei 200 Grad C 30–40 Minuten garen.Vor dem Servieren mit Petersilie bestreuen.
Dazu paßt ein *Tomatensalat mit Frühlingszwiebeln*.

NACHMITTAGS

1 Scheibe Vollkornbrot
50 g Hüttenkäse

Dazu: 200 ml Milch

ABENDS

1 Kopfsalat
2 Tomaten
10 Zwiebelringe
Salz
Pfeffer
Balsamicoessig
Olivenöl

Alle Zutaten zu einem bunten Salat mischen.
Dazu: Knäckebrot nach Belieben

SPÄTMAHLZEIT

5 Walnüsse

14. Tag

FRÜHSTÜCK	*1 Tasse Ovomaltine* *2 Scheiben Vollkornbrot* *1 EL Diätmargarine* *1 EL Johannisbeermarmelade* *1 Scheibe Putenschinken*
VORMITTAGS	**Mixgetränk** *1 Banane* *1 Apfel* *1 Orange* *½ Mango* mit *750 ml Wasser* homogenisiert; schluckweise trinken.
MITTAGS	*2 Pellkartoffeln* *200 g gegarter Blumenkohl, mit Petersilie und Crème fraîche verfeinert, mit Sesamkörnern bestreut.*
NACHMITTAGS	*150 g Magerjoghurt* *½ Banane* *1 Kiwi* *2 Scheiben Zwieback*
ABENDS	*2 Scheiben Vollkornbrot* *20 g Butter* *2 Scheiben magerer Schinken* *50 g Kräuterquark* *½ Avocado mit Zitronensaft*
SPÄTMAHLZEIT	*5 Cashewkerne*

Tees und andere Rezepturen für jede Altersklasse

Tees wirken anregend oder beruhigend, sie können Magenschmerzen lindern, helfen bei Halsschmerzen, ja sogar gegen Haarausfall. Tees sind als Heilmittel altbekannt – neu aber wird für die meisten sein, was Dr. Hochenegg entdeckte:

Es gibt Teemischungen, die den Butkreislauf im Gehirn, die Durchblutung fördern und einem Mangel an Spurenelementen vorbeugen. Genau das ist es, was der Kopf braucht, um leistungsfähig zu bleiben.

Wenn bei Kindern durch hohe schulische Anforderungen die Leistungsfähigkeit nachläßt, sollte folgender Tee genommen werden:

Tee gegen Lernunlust bei Kindern

Radix Calamii 20 g
Radix Levistici 20 g
Flores Humuli lupuli 20 g
Cortex Ulmae 10 g
Pimpernellwurzel 10 g
Erdbeerblätter 30 g
Brombeerblätter 30 g

Den Tee (1 TL auf ½ l Wasser) 2–3 Minuten kochen, 15 Minuten ziehen lassen und mit Honig gesüßt vor den Mahlzeiten trinken. Falls diese Zusammenstellung nicht ausreicht, sollte der Vitaminsaft mit *Memecylon* der Hochenegg-GmbH zusätzlich eingenommen werden. Die übliche Tagesdosis beträgt 3 TL. Dieser Vitaminsirup kann genommen werden, solange die Beschwerden anhalten.

Wenn Schulkinder unruhig sind, sich nicht konzentrieren können und die Lernleistung nachläßt, ist folgender Tee empfehlenswert:

Tee für verbessertes Lernen bei Kindern

Passionsblume 30 g
Kamille 40 g
Kalmus 30 g
Meisterwurz 20 g
Melisse 10 g
Hopfenzapfen 30 g

Diesen Tee (1 TL auf ½ l Wasser) lasse man 2–3 Minuten aufkochen, 15 Minuten ziehen und trinke ihn dann mit Honig gesüßt vor den Mahlzeiten. Bei Kindern wird dadurch die Aufmerksamkeit, die Lernfreude und die Konzentrationsfähigkeit gefördert.

Wenn bei Kindern in der Pubertät die Konzentrationsfähigkeit und das Interesse am Lernen nachlassen, sollte folgender Tee eingenommen werden:

Tee für bessere Konzentration bei Kindern

Ginseng 20 g
Catuaba 30 g

Meisterwurz 30 g
Radix Taraxaci 40 g
Hopfen 20 g
Ginkgo biloba 30 g
Stevia 3 g

Diese Teemischung (1 TL auf ½ l Wasser) lasse man kurz aufkochen, 20 Minuten ziehen und trinke ihn dann vor den Mahlzeiten. Solange Beschwerden bestehen, kann der Tee auch über Wochen oder Monate eingenommen werden.

Wenn durch Prüfungsstress das Langzeitgedächtnis versagt, sollte folgende Teemischung getrunken werden:

Tee gegen Prüfungsstress

Maca 30 g
Leucea carthamoides 40 g
Ginkgo biloba 20 g
Hopfenzapfen 30 g
Meisterwurz 20 g
Löwenzahnwurzel 30 g

Von dieser Mischung nehme man 1 TL auf ½ l Wasser, lasse 10 Minuten kochen, 15 Minuten ziehen und trinke den Tee mit Honig gesüßt kurz vor den Mahlzeiten. Durch diese Teezusammenstellung wird das Gehirn ausreichend mit Nährstoffen versorgt. Dadurch werden die Gedächtnisfunktionen innerhalb von 2–3 Tagen wesentlich gebessert.

Bei Kindern kann das Gedächtnis durch den Stärkungssirup der Hochenegg-GmbH entschieden verbessert werden.

Sirup zur Gedächtnisstärkung bei Kindern

Die Hauptwirkstoffe sind:
Extractum Colae fluidum 10 ml
Extractum Ginseng 20 ml
Memecylon 20 mg
Uncaria tomentosa 30 mg
Roter Ginseng 20 mg
Solutio ferri aromatici 100 ml
Sirupus simplex ad 250 ml

Von diesem Sirup 3 x 1 TL vor den Mahlzeiten einnehmen. Kurz vor Prüfungen oder bei Prüfungsstress kann die Dosis verdoppelt oder verdreifacht werden.

Wenn durch Schlaflosigkeit die Konzentrationsfähigkeit untertags abgeschwächt ist, sollte am Abend folgender Tee getrunken werden:

Tee gegen Schlaflosigkeit

Radix Fragariae 30 g
Bertramwurzel 20 g
Gelbwurzel 10 g
Hopfenzapfen 30 g
Ginkgo biloba 10 g
Kalmuswurzel 30 g
Lavelozrinde 10 g
Stevia 5 g

Diese Mischung (1 TL auf ½ l Wasser) 3–4 Minuten kochen und 20 Minuten ziehen lassen. Durch diesen Tee wird der Nachtschlaf tiefer, die Erholung in der Nacht besser und somit die Leistungsfähigkeit untertags gesteigert.

Wenn bei Frauen in den Wechseljahren die Leistungsfähigkeit nachläßt und die Konzentration gestört ist, sollte folgender Tee getrunken werden:

Tee für Frauen im Klimakterium

Kalmuswurzel 30 g
Catuaba 20 g
Ginsengwurzel 30 g
Guaranapulver 20 g
Meisterwurz 30 g
Hopfen 20 g

Diesen Tee (1 TL auf ½ l Wasser) lasse man 3–4 Minuten kochen, 15 Minuten ziehen und süße mit Waldhonig. Die Mindesttrinkmenge sollte 250–500 ml betragen.

Wenn durch Wechseljahrbeschwerden die Gedächtnisleistung nachläßt, sollte folgende Teemischung eingesetzt werden:

Tee gegen Wechseljahrsbeschwerden

Cimicifuga 30 g
Brennesselwurzel 20 g

½ TL dieser Mischung auf 250 ml Wasser nehmen, aufkochen, 15 Minuten ziehen lassen und mit Honig süßen. Vor den Mahlzeiten trinken.

Falls diese Teemischung nicht ausreicht, sollte die nächststärkere Mischung probiert werden:

Tee gegen Beschwerden im Klimakterium

Cimicifuga 30 g
Ginkgo biloba 20 g
Löwenzahnwurzel 30 g
Leucea carthamoides-Wurzel 20 g
Hopfenzapfen 10 g

Von dieser Teemischung nehme man 1 Msp auf 250 ml Wasser, lasse kurz aufkochen, 15 Minuten ziehen und trinke den Tee mit Honig gesüßt vor den Mahlzeiten.

In schwierigen Fällen kann folgende Kapselform eingesetzt werden:

Kapseln gegen Beschwerden im Klimakterium

Cimicifuga 10 mg
Ingwer tibeticus 20 mg
Ginkgo biloba 30 mg
Catuaba 20 mg
Terra silicea ad 250 mg

Von diesen Kapseln nehme man 3 x täglich jeweils 1 zu den Mahlzeiten mit etwas Flüssigkeit ein. Dadurch werden die Gehirndurchblutung verbessert und gleichzeitig Wechseljahrsbeschwerden, die die Gehirnfunktion negativ beeinflussen könnten, ausgeschaltet. Die besten Ergebnisse erzielt man, wenn diese Kapseln ein halbes Jahr lang eingesetzt werden. Bei der Hochenegg-GmbH ist dieses Medikament unter der Bezeichnung *Cimicifuga compositum* erhältlich.

Wenn die Gehirnfunktion durch Stress negativ beeinflußt wird, sollte folgende Kräuterteemischung getrunken werden:

Tee gegen Stress I

Passionsblumen 30 g
Melisse 20 g
Pfefferminze 40 g
Kamille 30 g
Ginkgo biloba 20 g
Stevia 5 g

Auf ¼ l Wasser nehme man 1 TL dieser Mischung, lasse kurz aufkochen, 10 Minuten ziehen und trinke dann 1–2 Tassen – nach Bedarf noch mit Honig gesüßt – kurz vor den Mahlzeiten.

Wenn nach 3 Wochen Einnahme dieses Tees noch kein nachweisbarer Erfolg eingetreten ist, sollte folgende Kräuterteemischung verwendet werden:

Tee gegen Stress II

Leucea carthamoides 20 g
Matricaria 30 g
Melisse 20 g
Hopfen 20 g
Raute 10 g
Maca 30 g
Meisterwurz 20 g
Randdornkraut 20 g

Diesen Tee (½ TL auf ¼ l Wasser) lasse man kurz aufkochen, 10 Minuten ziehen und trinke dann vor den Mahlzeiten

1–2 Tassen. Sollte nach 2–3 Wochen noch nicht die gewünschte Wirkung eingetreten sein, sollten *Antistress-Kapseln* der Hochenegg-GmbH eingesetzt werden:

Kapseln gegen Stress

Passiflora 20 mg
Ginkgo biloba 10 mg
Maca 20 mg
Brennesselwurzelpulver 10 mg
Ginseng 10 mg
Terra silicea ad 250 mg

Diese Kapseln sollten unzerkaut vor den Mahlzeiten eingenommen werden. In schweren Fällen können 3 x 2 bis 3 x 3 Kapseln täglich eingenommen werden. Dadurch wird die Gehirndurchblutung verbessert, das Allgemeinbefinden stabilisiert und das Immunsystem aufgebaut. Das sind Voraussetzungen dafür, dass die Gehirnfunktionen auf ideale und natürliche Weise angeregt werden können.

Wenn durch seelische Unausgeglichenheit, durch Stress und Aufregung die Gehirnfunktion nachläßt und die Gedächtnisfunktion geschwächt wird, sollte folgender Tee getrunken werden:

Tee gegen Unausgeglichenheit

Maca 10 g
Leucea carthamoides 20 g
Melisse 30 g
Pfefferminze 10 g
Randdorn 30 g

Ginkgo biloba 20 g
Stevia 5 g

Von dieser Teezusammenstellung nehme man 1 TL auf ½ l Wasser, lasse kurz aufkochen, 10 Minuten ziehen und trinke den Tee – bei Bedarf noch mit Waldhonig gesüßt – schluckweise vor den Mahlzeiten.

Wenn die geistige Leistungsfähigkeit durch Angst, Depressionen und negative Vorstellungen eingeschränkt ist, sollte folgender Tee getrunken werden:

Tee gegen Depressionen und Angst

Schlangenwurzel 10 g
Meisterwurz 30 g
Ginseng 30 g
Guarana 10 g
Ingwerwurzel 30 g
Löwenzahnwurzel 20 g

Diesen Tee (1 TL auf ½ l Wasser) lasse man 4–5 Minuten lang kochen, 15 Minuten ziehen und trinke ihn dann mit Honig gesüßt 3 x täglich vor den Mahlzeiten. Je nach Schweregrad der Befindensstörung sollte die Trinkmenge 250–1000 ml betragen.

Wenn durch Interesselosigkeit und Depressionen die Gehirnfunktion nachgelassen hat, sollte folgender Tee eingenommen werden:

Tee gegen Depressionen

Melisse 20 g
Pfefferminze 30 g
Kamille 20 g
Leucea carthamoides 30 g
Maca 10 g

Von dieser Teemischung nehme man 1 Msp auf 1 Tasse, lasse 2–3 Minuten aufkochen, 10 Minuten ziehen, seihe dann ab und trinke den Tee vor den Mahlzeiten schluckweise. Der Geschmack kann durch 1 EL Waldhonig/250 ml verbessert werden. Durch diesen Tee wird die geistige Leistungsfähigkeit angeregt, das Kurz- und Langzeitgedächtnis werden entscheidend gebessert.

Wenn die geistige Leistungsfähigkeit durch schwere Depressionen vermindert ist, sollte folgender Tee getrunken werden:

Tee gegen schwere Depressionen

Johanniskraut 30 g
Kawa-Kawa 20 g
Meisterwurz 30 g
Kalmuswurzel 20 g
Sarothamnus 10 g
Stevia 5 g

Diesen Tee (1 TL auf ½ l Wasser) lasse man 3–4 Minuten kochen, 15 Minuten ziehen und trinke ihn dann zu den Mahlzeiten. Die Trinkmenge sollte 250–500 ml betragen.

Wenn die Gehirndurchblutung durch Zuckerkrankheit vermindert ist, sollten folgende Teemischungen getrunken werden:

Tee für Diabetiker I

Ginseng-Wurzel 30 g
Zimtrinde 30 g
Stevia 1 g
Meisterwurz 20 g
Leucea-carthamoides-Wurzel 20 g

Dieser Tee (½ TL auf ¼ l Wasser) sollte 5–10 Minuten aufgekocht werden. Man lasse ihn zugedeckt ziehen, seihe ihn ab und trinke vor den Mahlzeiten mindestens 250–500 ml.

Falls diese Mischung nicht ausreicht, sollte die folgende Teemischung eingesetzt werden:

Tee für Diabetiker II

Birkenblätter 20 g
Meisterwurz 30 g
Ackerschachtelhalm 20 g
Löwenzahnwurzel 30 g
Brennesselwurzel 20 g

Von diesem Tee nehme man 1 Msp auf 250 ml kochendes Wasser, lasse 20 Minuten ziehen und trinke den Tee schluckweise vor den Mahlzeiten.

Wenn durch Diabetes das Kurzzeitgedächtnis beeinflußt ist, können auch folgende *Diabetes-Kapseln* der Hochenegg-GmbH eingesetzt werden:

Kapseln für Diabetiker

Zinkorotat 20 mg
Chrombicholinat 2 µg
Alphatocopherol 20 mg
Pasuchaca 30 g
Kieselerde ad 250 mg

Von diesen Kapseln nehme man 3 x 1 täglich vor den Mahlzeiten ein. Bedingt durch die Inhaltsstoffe wird der Blutzucker niedrig gehalten, ohne dass der Blutzucker Unterwerte erreicht. Gleichzeitig mit der Regulierung des Blutzuckers kommt es zu einer Verbesserung der Gehirndurchblutung auf normale Werte.

Wenn die geistige Leistungskraft durch eine Herzschwäche vermindert ist, sollte folgender Tee getrunken werden:

Tee gegen Herzschwäche I

Herzgespann 30 g
Weißdornblätter 20 g
Weißdornblüten 30 g
Kamille 30 g
Brennesselblätter 20 g
Birkenblätter 30 g
Melisse 20 g
Ackerschachtelhalm 10 g
Ginkgo biloba 10 g

Diesen Tee (½ TL auf 250 ml Wasser) kurz aufkochen, 20 Minuten ziehen lassen und mit Honig gesüßt vor den Mahlzeiten trinken. Die Trinkmenge sollte 250–1000 ml betragen.

Wenn eine Herzschwäche Ursache einer verminderten Gehirndurchblutung ist, sollte folgender Tee eingenommen werden:

Tee gegen Herzschwäche II

Weißdornblätter 30 g
Weißdornfrüchte 20 g
Ingwerpulver 30 g
Ginsengpulver 10 g
Brennesselwurzelpulver 20 g

Von dieser Pulvermischung nehme man 1 Msp für eine Tasse Tee, koche 10 Minuten lang auf, lasse 20 Minuten ziehen und trinke den Tee vor den Mahlzeiten mit Honig gesüßt. Durch diesen Tee wird die Herzkraft gestärkt und die Durchblutung in den Halsschlagadern verbessert. Dies läßt sich auch im Strömungsgebiet der Arteria carotis interna noch nachweisen.

Sollte diese Teemischung nicht ausreichen, eine gestörte Gehirndurchblutung zu normalisieren, sind folgende Kapseln empfehlenswert:

Kapseln gegen schlechte Gehirndurchblutung

Tibetischer Ingwer 20 mg
Ginseng koreanus 20 mg

Tocopherol 50 mg
Algenpulver 30 mg
Terra silicea ad 250 mg

Von diesen Kapseln nehme man vor den Mahlzeiten jeweils 1 ein. Dadurch wird die Herzkraft gestärkt, die Bluthirnschranke leichter überwunden und die Gehirndurchblutung wesentlich verbessert. Es kommt zu einer klareren Auffassungsgabe, zu einer Verbesserung des Kurzzeitgedächtnisses und der Orientierung.

Diese Kapseln sind unter Bezeichnung *Herz-Kreislauf-Kapseln* der Hochenegg-GmbH erhältlich. Sollte dieses Medikament auf Dauer gesehen nicht den gewünschten Erfolg zeigen, kann folgende Kapselmischung eingesetzt werden:

Kapseln zur verbesserten Gehirndurchblutung

Ingwer 30 mg
Roter Ginseng 20 mg
Ginkgo biloba 30 mg
Leucea-carthamoides-Wurzel 20 mg
Terra silicea ad 250 mg

Diese Kapseln sollten in der Dosierung von 3 x 1 bis 3 x 2 vor den Mahlzeiten eingenommen werden. Es kommt dadurch zu einer verbesserten Herzleistung, zu einer vermehrten Gehirndurchblutung und zu einer Verbesserung der geistigen Funktionsfähigkeit.

Wenn bei Übergewicht und hohen Blutfetten die Gedächtnisleistung vermindert ist, sollte folgender Tee getrunken werden:

Tee gegen Gedächtnisstörungen bei Übergewicht

Birkenblätter 30 g
Brennesselsamen 20 g
Ackerschachtelhalm 30 g
Leucea carthamoides 10 g
Ginkgo biloba 30 g
Matricaria 40 g

Von diesem Tee nehme man 1 Msp auf 1 Tasse Wasser, lasse kurz aufkochen, 10 Minuten ziehen und trinke den Tee schluckweise vor den Mahlzeiten. Die anregende Wirkung auf das Gedächtnis ist innerhalb von 2–3 Wochen bemerkbar. Um die guten Gedächtnisleistungen aufrecht zu erhalten, kann der Tee unbedenklich über einen längeren Zeitraum eingenommen werden, ohne dass schädliche Nebenwirkungen eintreten.

Wenn jemand berufstätig und somit die Teezubereitung schwer möglich ist, sollte er die *Supermemory*-Kapseln oder die *Kapseln gegen Fettstoffwechselstörungen* der Hochenegg-GmbH einnehmen.

Supermemory-Kapseln
- 3 x 1 Kapsel täglich -

Alphatocopherol 30 mg
Ginsengpulver 20 mg
tibetischer Ingwer 20 mg
Sarotamnus 10 mg
Kieselerde ad 250 mg

Kapseln gegen Fettstoffwechselstörungen
– 2 x 1 Kapsel täglich –

Caigua 30 mg
Artischockenextrakt 20 mg
Alphatocopherol 30 mg
Leucea-carthamoides-Extrakt 20 mg
Aloe litoralis 3 mg
Kieselerde ad 250 mg

Um bei Berufstätigen das Gehirn fit zu halten, sollte morgens nach dem Aufstehen folgender Tee getrunken werden:

Tee für Gehirn-Fitness

Löwenzahnwurzel 30 g
Kalmuswurzel 20 g
Petersilienwurzel 30 g
Roter Ginseng 20 g
Ingwer tibeticus 10 g
Stevia 5 g
Ginkgo biloba 20 g

Von dieser Mischung nehme man 1 Msp auf 1 Tasse Wasser, koche 5 Minuten auf, lasse 10 Minuten ziehen und trinke den Tee bei Bedarf mit Waldhonig gesüßt. Die Trinkmenge sollte 250–500 ml pro Tag betragen. In schweren Fällen, bei nachlassender Gedächtniskraft, kann die Trinkmenge verdoppelt werden.

Wenn durch Hektik, Nervosität und Zeitdruck am Arbeitsplatz die Gedächtnisfunktion nachläßt, sollte folgender Tee getrunken werden:

Tee gegen Hektik und Nervosität

> *Petersilienwurzel 30 g*
> *Löwenzahnwurzel 20 g*
> *Lavelozrinde 30 g*
> *Uncaria tomentosa 20 g*
> *Ginkgo biloba 30 g*

Dieser Tee (½ TL auf ¼ l Wasser) sollte 10 Minuten kochen, 20 Minuten lang ziehen, dann trinke man ihn in einer Mindestmenge von 250–500 ml pro Tag.

Kapseln für Berufstätige

Wenn bei Berufstätigen die Zeit knapp und es unmöglich ist, einen Tee zu bereiten, kann die Gedächtnisfunktion durch *Gedächtnis-Kapseln* der Hochenegg-GmbH aktiviert werden.

Wenn gleichzeitig Müdigkeit, Schwäche, Unkonzentriertheit und Arbeitsunlust auftreten, sollten folgende Kapseln eingenommen werden:

> *Stärkungs-Kapseln* der
> Hochenegg-GmbH oder
> *Superenergetikum*,
> 2 x 1 pro Tag.

Wenn bei Berufstätigen die Konzentration, die Ausdauer und die Merkfähigkeit sowie die Aufnahmefähigkeit nachlassen, ist folgender Sirup empfehlenswert:

Sirup zur Stärkung der Konzentration

Extractum Colae fluidum 100 ml
Extractum Ginseng 20 ml
Extractum Catuaba 10 ml
Extractum Ginkgo biloba 20 ml
Extractum Crataegi fluidum 30 ml
Extractum Taraxacin 20 ml
Solutio ferri aromatici 20 ml
Sirupus simplex ad 300 ml

Von diesem Sirup nehme man mehrmals täglich 1–2 EL vor den Mahlzeiten ein.

Wenn im Alter das Zahlengedächtnis nachläßt und leichte Orientierungsstörungen vorkommen, sollte folgender Tee getrunken werden:

Tee für Senioren

Meisterwurz 30 g
Catuaba 10 g
Ginseng 40 g
Guarana 30 g
Löwenzahnwurzel 30 g
Rhizoma Calami 20 g
Schwalbenwurzel 5 g

Dieser Tee (½ TL auf 250 ml Wasser) sollte 4–5 Minuten kochen, 15 Minuten ziehen und schluckweise vor den Mahlzeiten getrunken werden. Dadurch wird der Geist aktiver, die Vorstellungskraft wird besser, das Zahlengedächtnis erholt sich und leichte Orientierungsstörungen bilden sich wieder zurück.

Wenn im Alter durch Erschöpfungszustände die geistige Leistungskraft vermindert ist, sollte folgender Tee getrunken werden:

Stärkender Tee für Senioren

Bertramwurzel 10 g
Meisterwurz 20 g
Guarana 10 g
Roter Ginseng 20 g
Löwenzahnwurzel 30 g
Kalmuswurzel 20 g

Dieser Tee (½ TL auf 250 ml Wasser) sollte 3–4 Minuten kochen, 20 Minuten ziehen und dann mit Honig gesüßt vor den Mahlzeiten getrunken werden.

Falls diese Teezusammenstellung nicht ausreicht, sollten folgende Kapseln eingenommen werden:

Kapseln gegen Erschöpfungszustände im Alter

Ginseng 10 mg
Guarana 10 mg
Alphatocopherol 30 mg
DHEA 20 mg
Terra silicea ad 250 mg

Diese Kapseln können 2–3 x täglich vor den Mahlzeiten eingenommen werden. Innerhalb von 2–3 Wochen zeigt sich der gewünschte Erfolg, und die geistige Leistungsfähigkeit nimmt wieder beträchtlich zu.

Nachstehende Mischung ist bei Gedächtnisstörungen im Alter zu empfehlen. Auch ein zu hoher Cholesterinspiegel sollte durch sie gesenkt werden.

Tee gegen Gedächtnisstörungen im Alter I

Erdbeerblätter 30 g
Brombeerblätter 20 g
Römische Kamille 30 g
Stevia 2 g
Ginkgoblätter 20 g

1 TL dieser Mischung mit ¼ l Wasser kurz aufkochen. 10 Minuten ziehen lassen und den Tee schluckweise und ungesüßt vor den Mahlzeiten trinken. Um den maximalen Erfolg zu erzielen, sollte die tägliche Trinkmenge ½– ¾ l ausmachen.

Nach 3 Wochen auf die folgende Mischung umsteigen:

Tee gegen Gedächtnisstörungen im Alter II

Melisse 20 g
Birkenblätter 30 g
Ackerschachtelhalm 30 g
Matricaria 20 g
Ginkgoblätter 30 g
Brennesselkraut 30 g
Stevia 2 g

Diese Mischung ebenso wie die vorhergehende zubereiten. Die Trinkmenge sollte zwischen ½ und 1 l liegen. Wenn nach 3 Wochen Einnahmedauer eine leichte Besserung erreicht worden ist, die nächste Teemischung einsetzen:

Tee gegen Gedächtnisstörungen im Alter III

Birkenblätter 30 g
Ackerschachtelhalm 20 g
Melisse 10 g
Brombeerblätter 20 g
Salbei 10 g
Kalmus 10 g
Ginkgoblätter 20 g
Stevia 2 g

Diese Teemischung kurz aufkochen und den Tee in einer Porzellankanne 10 Minuten zugedeckt ziehen lassen. Die Trinkmenge sollte zwischen ¼ und 1 l liegen.

Wenn die Gedächtnisstörungen im Alter besonders hartnäckig sind, kann man versuchen, mit folgenden Kapseln eine Besserung zu erreichen:

Gedächtnis-Kapseln I

Diese Kapseln der
Hochenegg-GmbH enthalten:
20 mg Ginkgo biloba
50 mg Tocopherol
3 mg Memecylon
2 mg Aloe ferox
Kieselerde ad 250 mg

In leichten Fällen genügt 3 x 1 Kapsel pro Tag. In schweren Fällen kann die Dosis gesteigert werden. Wenn nach 3 Wochen Einnahmedauer noch kein deutlicher Erfolg nachzuweisen ist, sollten die

Gedächtnis-Kapseln II

der Hochenegg-GmbH eingesetzt werden.
Zusammenstellung:

> *Ginkgo biloba 30 mg*
> *Sarothamnus 10 mg*
> *Zingiber tibeticus 10 mg*
> *Kalmus-Extrakt 20 mg*
> *Extractum allium sativum 10 mg*
> *Kieselerde ad 250 mg*

Diese Kapseln sollten 3 x täglich vor den Mahlzeiten mit etwas Flüssigkeit eingenommen werden. Die aktivierende Wirkung auf das Gedächtnis ist innerhalb von 2–3 Wochen deutlich bemerkbar.

Wenn die vorhergehenden Teemischungen und Kapseln noch zuwenig geholfen haben, kann es mit folgendem Sirup versucht werden:

Sirup zur Gedächtnis-Aktivierung

> *Extractum Ginkgo biloba 100 mg*
> *Extractum Colae fluidum 100 ml*
> *Sirupus Aurantiae amarae 100 ml*
> *Solutio ferri aromatici ad 300 ml*

Dieses Stärkungstonikum sollte 3 x täglich vor den Mahlzeiten eingenommen werden. 3 x 1 EL reicht in leichteren Fällen aus. Bei hartnäckigen Gedächtnisstörungen können 3 x 2 bis 3 x 3 EL eingenommen werden.

Tee gegen Verwirrtheit und Orientierungsstörungen I

Matricaria 30 g
Ingwer 20 g
Kalmuswurzel 30 g
Ginsengwurzel 20 g
Lavelozrinde 20 g

Man nehme 1 Msp von dieser Mischung pro Tasse, lasse den Tee 15 Minuten lang kochen, 15 Minuten ziehen und trinke ihn vor den Mahlzeiten. Durch diesen Tee wird die Gehirndurchblutung verbessert, die Aufnahmefähigkeit von Nährstoffen ins Gehirn erleichtert. Lebensnotwendige Vitamine und Spurenelemente können die Bluthirnschranke dadurch schneller überwinden und im Gehirn verbesserte Bedingungen schaffen.

Wenn die Wirkung nach 3 Wochen noch nicht ausreichend ist, sollte auf die nächste Teemischung umgestellt werden:

Tee gegen Verwirrtheit und Orientierungsstörungen II

Löwenzahnwurzel 30 g
Brennesselwurzel 20 g
Koreanischer Ginseng 20 g

Diesen Tee (½ TL auf 250 ml Wasser) lasse man 20 Minuten lang kochen, 30 Minuten lang ziehen und trinke ihn dann mit Honig gesüßt vor den Mahlzeiten. Die Trinkmenge sollte 250–1000 ml betragen.

Durch diesen Tee wird der Körper von Giftstoffen befreit. Die Werte für Harnsäure, -stoff und Kreatinin sinken ab, wodurch eine störungsfreie Gehirndurchblutung ermöglicht wird.

Bei den ersten Symptomen einer Alzheimer'schen Erkrankung sollte folgender Tee getrunken werden:

Tee gegen beginnenden Alzheimer

Brennesselwurzel 30 g
Bertramwurzel 20 g
Meisterwurz 30 g
Löwenzahnwurzel 40 g
Passionsblume 20 g
Hopfenzapfen 30 g
Lavelozrinde 30 g

Diesen Tee (½ TL auf 250 ml Wasser) 3–4 Minuten kochen, 20 Minuten ziehen lassen und mit Honig gesüßt kurz vor den Mahlzeiten trinken. Die Mindesttrinkmenge sollte 250–750 ml betragen. In schweren Fällen kann die Trinkmenge erhöht werden.

Sollte diese Teezusammenstellung nicht ausreichen, kann zusätzlich folgender Sirup eingenommen werden:

Sirup gegen beginnenden Alzheimer

Extractum Ginseng 20 g
Extractum Catuaba 10 g
Extractum Colae fluidum 100 g

Extractum Memcylon oblongata 20 g
Solutio ferri aromatici 50 g
Sirupus simplex ad 300 ml

Von diesem Sirup nehme man vor den Mahlzeiten 1–2 EL voll. Es kommt dadurch zu einer Regenerierung des Gedächtnisses, einer Aktivierung der Körperkraft und zu einer gesteigerten geistigen Leistungsfähigkeit.

Glossar

Ackerschachtelhalm – *Equisetum arvense*
Aloe ferox – Kap-Aloe-Trockenextrakt
Aloe litoralis – wächst an der südafrikanischen Küste bei Namibia
Alphatocopherol – Vitamin E
Artischockenextrakt – *Extractum Cynarae*

Babaco – grün-gelbliche Frucht, die einer leicht eckigen Gärtnergurke mit Spitze ähnelt. Enthält viel Vitamin C, ist sehr saftig und vereint die Geschmäcker von Erdbeeren, Ananas und Papaya in sich.
Bertramwurzel – *Radix Pyrethri romani*
Birkenblätter – *Folia Betulae*
Brennesselkraut – *Herba Urticae*
Brennesselsamen – *Semen Urticae*
Brennesselwurzel – *Radix Urticae*
Brombeerblätter – *Folia Rubi fruticosi*

Caigua – *Gerania Stafordicna* (südamerikanische Pflanze, auch auf den Philippinen heimisch)
Catuaba – Amazonaspflanze
Catuabarinde – *Cortex Catuaba* (Heilpflanze vom Amazonas)
Chrombicholinat – Naturheilmittel mit leicht vom Körper aufzunehmendem Chrom
Cimicifuga – Traubensilberkerze, Schlangen- oder Warzenkraut

Cortex Ulmae – Ulmenrinde
Crataegus – Weißdorn

DHEA – Dehydroepiandrosteron – wichtiges Steroidhormon, das von der fetalen Nebennierenrinde produziert wird. Im Blutserum zu bestimmen. Zu 25 oder 50 mg erhältlich.

Erdbeerblätter – *Folia Fragariae*
Extractum Allium sativum – Knoblauch-Extrakt
Extractum Catuaba – Catuaba-Extrakt, gewonnen aus der Amazonaspflanze
Extractum Colae fluidum – Kolanuss-Extrakt
Extractum Crataegi fluidum – Weißdorn-Extrakt
Extractum Ginkgo biloba – Ginkgo-Extrakt
Extractum Ginseng – Ginseng-Extrakt
Extractum Memecylon oblongata – verlängert wirkender Extrakt aus der philippinischen Pflanze
Extractum Taraxacin – Löwenzahnextrakt
Flores Humuli lupuli – Hopfenzapfen

Gelbwurzel– Kurkuma
Ginkgo biloba – Ginkgo, Tempelbaum
Ginkgoblätter – *Folia Ginkgo bilobae,* Blätter des Tempelbaums
Ginseng koreanus – koreanischer Ginseng
Guaranapulver – *Paullinia cupana*; Guarana kommt aus Brasilien und gilt dort als Genussmittel. Enthält u. a. Coffein, Gerbstoff, Saponin und Harz
Guave – grüngelbe Frucht mit aromatisch-süßem Fleisch, apfel- bis birnenförmig; hoher Vitamin-C-Gehalt, essbare Kerne.
Guinea-Pfeffer – Paradieskörner; rötlichbraune Gewürzkörner von pfeffer-ähnlichem Geschmack.

Herba Urticae – Brennesselkraut
Herzgespann – *Leonurus cardiaca*
Hopfenzapfen – *Flores Humuli lupuli*
Humulus lupulus – Hopfen

Ingwer tibeticus – Tibet-Ingwer

Johanniskraut – *Hypericum perforatum (Herba Hyperici)*

Kaki – wie die Sharonfrucht tomatenähnlich aussehend, mit gelboranger Haut, reich an den Vitaminen A und C, mit süßem Fruchtfleisch.
Kalmus – *Acorus calamus*
Kalmuswurzel – *Radix calamii*
Kamille – *Matricaria chamomilla*
Karambole –fünfzackige Sternfrucht mit viel Vitamin C; heißt auch Baumstachelbeere.
Kawa-Kawa – Rauschpfeffer; stammt aus Polynesien und Mikronesien; wirkt beruhigend und krampflösend.
Kieselerde – *Terra silicea*

Lapacho – roter Rindentee vom »Baum des Lebens« aus Südamerika, den schon die Inkas nutzten. Wirkt antibakteriell, gegen Pilze und virentötend.
Laveloz – anderer Name für Lapacho (s. o.)
Lavelozrinde – Lapachorinde
Leucea-carthamoides – wiederentdeckte sibirische Heilpflanze (Asteracea) mit breitem Wirkungsspektrum
Litschi – kleine Frucht mit perlmuttfarbenem Fleisch und bräunlich-rosa Schale; reich an den Vitaminen A und C.
Löwenzahnwurzel – *Radix Taraxaci*

Maca – peruanische Heilpflanze, die das Immunsystem stimuliert und die Leistungsfähigkeit steigert
Matricaria – Kamille
Meisterwurz – *Rhizoma Imperatoriae*
Melisse – *Melissa officinalis*
Memecylon – immunstimulierende philippinische Pflanze

Nashi – sieht aus wie ein orangebrauner Apfel, schmeckt jedoch köstlich nach Birne.

Orotat – Orotsäure; wird Magnesium- oder Zinkpräparaten der besseren Resorption wegen zugesetzt (siehe Zinkorotat)

Panax Ginseng – Ginsengwurzel, »Kraftwurz« (allesheilende Menschenwurzel)
Passionsblumen – *Passiflora*
Pasuchaca – Philippinische Droge gegen Diabetes
Petersilienwurzel – *Radix Petroselini*
Pfefferminze – *Mentha piperita*
Pimpernellwurzel – *Radix Pimpinellae*
Pomelo – Kreuzung zwischen Grapefruit und Pampelmuse mit dicker, wattiger Schale; leicht birnenförmig und sehr groß.

Radix Calamii – Kalmuswurzel
Radix Fragariae – Erdbeerwurzel
Radix Leucea-carthamoides – Wurzel der sibirischen Heilpflanze mit breitem Wirkungsspektrum
Radix Levistici – Liebstöckelwurzel
Radix Sarothamni scoparii – Besenginsterwurzel
Radix Taraxaci – Löwenzahnwurzel

Randdornkraut - eine Farngattung
Raute - *Ruta graveolens*
Rautenkraut - *Herba Rutae*
Rhizoma Calami - Kalmus-Wurzelstock
Römische Kamille - *Flores Chamomillae romanae*
Roter Ginseng - wächst in Südkorea

Salbei - *Salvia officinalis*
Sarotamnus - Besenginster
Sarothamnus scoparius - Besenginster
Schlangenwurzel - *Rauwolfia Serpentina*
Schwalbenwurzel - *Escholzia californica*
Sharonfrucht - wie die Kaki tomatenähnlich aussehend, mit gelboranger Färbung, reich an den Vitaminen A und C; der Sharonfrucht fehlt die Gerbsäure. Von süßem Geschmack.
Sirupus Aurantiae amarae - Pomeranzensirup
Sirupus simplex - einfacher Sirup als Träger für Arzneistoffe
Solutio ferri aromatici - Eisenwein als Träger für Arzneistoffe
Sternfrucht (Karambole, Baumstachelbeere) - gelbe fünfsternige Beerenfrucht
Stevia *(Stevia rebaudiana)* - südamerikanische Pflanze, deren Blätter eine Süßkraft besitzen, die bis zu 30-mal stärker ist als die unseres Haushaltszuckers. Steviablätter haben keine Kalorien und sind auch für Diabetiker geeignet. Nebenbei enthält diese Pflanze noch Spurenelemente wie Eisen, Phosphor und Mangan, Mineralstoffe wie Kalzium, Kalium und Magnesium, die Vitamine A und C sowie weitere gesundheitlich positiv wirkende Inhaltsstoffe. Es gibt Steviablätter oder Pulver leider nicht in allen Reformhäusern zu kaufen. Bezugsquellen siehe Seite 243.

Terra silicea – Kieselerde
Thai-Ingwer – frischer Ingwer aus Thailand
Tocopherol – Vitamin E

Uncaria tomentosa – Krallendorn

Weißdornblätter – *Folia Crataegi*
Weißdornblüten – *Flores Crataegi*

Zimtapfel – Schuppen-Annone, hellgrüne Frucht, Cherimoya-ähnlich
Zimtrinde – *Cortex Cinnamomi*
Zingiber tibeticus – Tibet-Ingwer
Zinkorotat – mit Orotsäure (siehe dort) versetztes Zinkpräparat

Bezugsquellen

Alle Kapseln, Teemischungen und Sirupe sowie Naturkräuterbrot (Lavelozbrot) können bezogen werden über:

Dr. Leonhard Hochenegg
Prinz-Eugen-Str. 1
6060 Hall bei Innsbruck
Österreich
Tel.: 0043/5223/53306
Fax-Nr. 0043/5223/44887
oder 44620

Steviablätter und andere Reformwaren bekommen Sie über:

Janzen & Lohbeck GmbH
Verkaufsbüro U. Lohbeck
Baumheide 4
32584 Löhne
Tel.: 05732/68 89 09
Fax: 05732/68 90 41

Exotische Früchte erhalten Sie – je nach Saison – mittlerweile in gut sortierten Supermärkten oder in speziellen Fachgeschäften. Wer möchte, kann sich ausgefallene Früchte auch über die folgende Adresse schicken lassen:

Orkosversand exotischer Früchte
Tel.: 0033-1-64 60 21 21
Fax: 0033-1-63 60 21 01
(Deutschsprachige Auskünfte)

Rezeptregister nach Sachgruppen

Fisch

Alphabetisches Rezeptregister

H

K

L

S